Il ginseng

Paul Goetz • Patrick Stoltz • Dominique Delaporte

Il ginseng

Virtù terapeutiche di una droga adattogena

Edizione italiana a cura di
Francesco Capasso

In collaborazione con
Raffaele Capasso, Maria Chiara Maiuri, Emiliano Olivieri

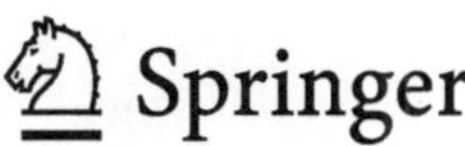 Springer

Paul Goetz
Docente di Fitoterapia
Facoltà di Medicina
Università Paris XIII, Bobigny

Patrick Stoltz
MD in Medicina tradizionale cinese, farmacoterapia
e agopuntura, Ufficio internazionale degli esami
in medicina cinese, Beijing
Dottorando in Farmacoterapia tradizionale cinese
Università di Medicina tradizionale cinese, Nanjing
Dottorando al seminario di etno-antropologia medica
Università Marc-Bloch, Strasburgo

Dominique Delaporte
Naturopata specializzato in Fitoterapia
Docente di Fitoterapia
Facoltà di Medicina
Università Paris XIII, Saint-Ouen

Titolo dell'opera originale: *Le Ginseng. Vertus thérapeutiques d'une plante adaptogène*
Paul Goetz, Patrick Stoltz, Dominique Delaporte
© Springer-Verlag France, Paris 2009

Edizione italiana tradotta e curata da:
Francesco Capasso
Professore di Farmacognosia, Università degli Studi "Federico II", Napoli

ISBN 978-88-470-2390-1   ISBN 978-88-470-2391-8 (eBook)
DOI 10.1007/978-88-470-2391-8

© Springer-Verlag Italia 2012

9 8 7 6 5 4 3 2 1   2012   2013   2014

Layout copertina: Ikona S.r.l., Milano
Impaginazione: Ikona S.r.l., Milano
Stampa: Grafiche Porpora S.r.l., Segrate (MI)

Springer-Verlag Italia S.r.l., Via Decembrio 28, I-20137 Milano
Springer fa parte di Springer Science+Business Media (www.springer.com)

Prefazione

Panax ginseng! Il ginseng è, come suggerisce il suo nome, una panacea, ovvero una pianta che guarisce tutto? Se in cinese il termine "ginseng" traduce una rassomiglianza con l'uomo, con il significato di "uomo che apre le gambe", le piante di diverse parti del mondo, che hanno effetti rinvigorenti, sono chiamate in linguaggio popolare "ginseng di...". La medicina convenzionale offre solo di rado un medicamento caratterizzato da tanti effetti fortificanti e proprietà biologiche. Il *Panax ginseng* desta subito l'attenzione perché fa pensare immediatamente a una pianta straordinaria e misteriosa. I primi europei che entrarono a contatto con questa pianta fecero rapidamente l'accostamento con un'altra pianta, al tempo preziosa ed enigmatica, la *Mandragora officinarum*. Alain Drouard mostra che la storia del *Panax* ginseng è quella di una pianta che è stata oggetto di notevoli scambi tra i continenti e le civiltà. Originaria dell'Asia, è arrivata in Occidente in epoca moderna e da allora la droga (cioè la radice) è stata intensamente commercializzata tra l'America, l'Europa e l'Asia. La pianta e le sue proprietà sono state descritte in Occidente prima del suo utilizzo e la droga è stata utilizzata ben prima di essere analizzata scientificamente. Quindi, non è sorprendente che rappresentazioni correlate al suo aspetto e alcune credenze abbiano influenzato e condizionato, fino ai nostri giorni, i suoi impieghi e il suo consumo. Il Dott. Stoltz, specialista di medicina cinese, delinea la valenza terapeutica del ginseng iniziando dal suo uso in Oriente. Il ginseng non possiede solo un'azione tonificante; i suoi effetti diversi su organi e sistemi conferiscono a questa droga un potenziale terapeutico raramente evocato. Anche nel campo della dermatologia e della cosmetica questa droga ha mostrato la sua importanza. Rappresentativa di tutta una serie di droghe identificate come adattogene, il ginseng attira ancora l'interesse del medico alla ricerca di un rimedio energizzante da offrire ai suoi pazienti. Inoltre, il ginseng orientale ha visto emergere un serio rivale in un'altra *Araliaceae*, il ginseng americano, *Panax quinquefolium*, che cresce nella parte fredda e umida degli USA e del Canada. Il ginseng è una delle droghe, come il ginkgo, che, ogni anno, raccoglie il maggior numero di referenze in lavori scientifici e clinici. A partire dai dati presenti in letteratura e dagli aggiornamenti che regolarmente vengono pubblicati, Dominique

Delaporte fa il punto della situazione delle nostre conoscenze sul ginseng e sulle prospettive di scoperte che ci attendono domani. In effetti, la ricerca tenta di trovare nei costituenti chimici del ginseng dei principi attivi d'eccezione. Il dottor Paul Goetz stila il bilancio degli effetti clinici e terapeutici del ginseng. Come ogni medicamento che si rispetti, questa droga ha anche effetti collaterali e controindicazioni. Nel proporre una visione più chiara possibile delle droghe identificate come adattogene e la loro differenza con il ginseng, questo manuale chiarisce la definizione – fino ad oggi inesistente – di adattogeno.

Alain Drouard
Direttore di ricerca al CNRS
Centro Roland-Mousnier, Paris Sorbonne
Presidente della Commissione Internazionale di ricerca
sulla storia europea dell'alimentazione, Parigi

Ringraziamenti

Gli Autori ringraziano: Liliane Siepi-Belembert per le belle illustrazioni realizzate per il libro, ricordando che è l'autrice dell'affresco nella stazione Bastille (Bastiglia) della metropolitana parigina, inaugurata nel 1989 dal Ministro della Cultura, Jack Lang; Alain Drouard per il contributo storico; il Dott. Marc Jacquemin, con il quale è stato scritto l'articolo sulla coltivazione del ginseng; Christian Busser per l'attenta rilettura del testo.

Indice

Storia del ginseng in Occidente: introduzione, rappresentazioni e usi

Alain Drouard

Introduzione

Le prime radici di *Panax ginseng* furono introdotte in Occidente da mercanti olandesi alla fine del XVI, inizio del XVII secolo.

Un secolo dopo, i racconti e i resoconti dei missionari gesuiti in Cina e nel Sud-Est asiatico diedero agli occidentali le prime descrizioni della pianta, sottolineando il suo aspetto antropomorfico, le sue straordinarie proprietà afrodisiache e di cura contro la stanchezza e l'invecchiamento.

Nella prima metà del XIX secolo, i botanici, che si sforzavano di classificare la pianta, la sistemarono nel genere *Panax* della famiglia delle *Araliaceae* che conta molte specie. *Panax* deriva dal greco *panacos*, che significa "rimedio per guarire tutto"; da qui la denominazione di "panacea" per indicare il ginseng.

Se l'analisi clinica della pianta ha inizio verso la metà del XIX secolo, la conoscenza scientifica è aumentata nella seconda metà del XX secolo, e le ricerche sul ginseng proseguono ancora oggi in diversi paesi. La pianta e le sue proprietà sono state descritte in Occidente primo dell'uso e il ginseng è stato impiegato prima di essere analizzato scientificamente. Non sorprende quindi che le rappresentazioni e le credenze abbiano influenzato e condizionato, fino ai nostri giorni, il suo uso e consumo.

Prime descrizioni

Una delle prime menzioni del ginseng figura nella descrizione di Padre Martin Martinius:

> *L'ottava città, Iunping. Iunping è a Oriente di Pechino, il suo territorio è ricco di montagne, ma il golfo vicino supplisce a ciò che manca alla fertilità di questo paese: ci si trova una gran-*

de abbondanza di pesci e di questa nobile radice di P. ginseng, nota in tutta la Cina; i giapponesi la chiamano Nisi, i cinesi le danno questo nome per la forma simile ad un uomo che apre le gambe (essi chiamano un uomo Gin); si potrebbe pensare che sia la nostra mandragora, ma è più piccola; tuttavia non ho dubbi che essa ne possa essere una specie poiché ne ha la figura e la virtù: finora non ho ancora potuto vederne le foglie.

La radice diventa gialla quando è secca: non ha né fibre né filamenti; è tutta punteggiata di piccole striature nerastre, come se fossero disegnate sottilmente con l'inchiostro: quando la si mastica è sgradevole, a causa della sua dolcezza mischiata a un po' di amaro; essa aumenta molto gli spiriti vitali, sebbene la sua dose sia appena la dodicesima parte di un'oncia: presa in anticipo, essa dona le forze alle persone defedate e induce un piacevole calore nel corpo; viene usata cotta in un bagnomaria, in quanto produce un odore soave come i profumi aromatici. Coloro che hanno una costituzione più robusta e più calda mettono in pericolo la loro vita se la usano, a causa dell'aumentata eccitazione che provoca nello spirito, ma fa miracoli per i deboli e quelli che hanno esaurito le forze a causa di una lunga malattia o di qualsiasi altro incidente: ripristina gli spiriti vitali nei moribondi che spesso hanno abbastanza tempo per utilizzare altri rimedi e riguadagnare la loro salute: i cinesi dicono meraviglie di questa radice: per una libbra di radice ne danno tre d'argento [1].

Si vede come la descrizione e la conoscenza del ginseng ricordino la mandragora, un'altra droga a radice antropomorfa conosciuta in Occidente e dotata di molteplici virtù terapeutiche e di poteri magici. Altro tratto caratteristico: il ginseng è particolare, perché appartiene a paesi e a civiltà singolari, per non dire "barbare": la terra dei tartari, ai confini della Cina, cioè, le attuali Mongolia, Siberia, Manciuria e il Turkestan. Infine, sottolineando il valore commerciale del ginseng, che vale in argento tre volte il suo peso, Padre Martinius ci permette di comprendere la nascita di un mercato e di un commercio fruttuoso tra i paesi produttori e quelli consumatori.

Qualche tempo dopo, nel 1686, il ginseng figura tra i regali offerti a Luigi XIV dagli ambasciatori siamesi. L'anno successivo, nel 1687, il Padre gesuita Guy Tachard consacra due pagine del suo primo *Voyage de Siam* (Viaggio in Siam) al ginseng e alle sue proprietà:

Tra tutte le piante d'oriente, il P. ginseng è quella a cui si presta più attenzione. Esistono diverse specie, ma la migliore è quella che cresce in Cina nella provincia di Laotung. Il colore della radice è giallo, la struttura è liscia, formante dei fili somiglianti a capelli. A volte si vedono delle radici che presentano la figura di un uomo ed è questa la ragione del suo nome. Gin in cinese vuol dire uomo e seng significa sia uccidere che guarire, a seconda della differente pronuncia; poiché questa radice può causare degli effetti contrari [...]. I medici cinesi che se ne servono di più, assicurano che è un rimedio sovrano per purificare il sangue e recuperare le forze debilitate da una lunga malattia [...] [2].

Nel 1709, un gesuita, matematico che soggiornava alla corte dell'imperatore K'ang-hi, il Reverendo Padre Jartoux, dirigendosi ai confini della Corea descrive, in una lettera, la pianta che gli è stata portata da un tartaro:

I più abili medici cinesi hanno scritto degli interi volumi sulle proprietà di questa pianta; è presente in quasi tutti i rimedi che preparano per i grandi signori, poiché essa è troppo cara per la gente comune. Pretendono che essa sia un rimedio sovrano per gli affaticamenti causati da lavori eccessivi del corpo e dello spirito, che sia in grado di dissolvere la flemma, di guarire la debolezza polmonare e la pleurite, di fermare il vomito, di fortificare l'orifizio dello stomaco e indurre l'appetito, di dissipare i vapori, di rimediare alla respirazione debole e fortificare il petto, di fortificare gli spiriti vitali e produrre linfa nel sangue e infine che essa sia buona per le vertigini e gli abbagliamenti e prolunga la vita dei vecchi.

È difficile immaginare che i cinesi e i tartari abbiano tanta fiducia in questa radice se non avesse costantemente dei buoni effetti. Anche coloro che sono in buona salute ne fanno spesso uso per irrobustirsi.

A mio parere, sono persuaso che nelle mani degli europei che si intendono di farmaci, sarebbe un eccellente rimedio, se essi potessero averne abbastanza per poter fare le prove necessarie, per esaminarne la natura chimica e per applicarne la quantità conveniente secondo la natura del male per il quale essa possa essere salutare...

Ciò che è certo, è che essa fa sciogliere il sangue, lo mette in movimento e lo scalda, aiuta la digestione e fortifica significativamente.

Padre Jartoux spiega in seguito come i cinesi la consumano, soprattutto come bevanda:

Bisogna far bollire la radice un po' più del tè, al fine di dare il tempo ai principi attivi di liberarsi: questa è la pratica dei cinesi quando la danno ai malati, evitando di superare la quinta parte di un'oncia di radice essiccata.

Per quanto riguarda coloro che sono in salute e che la usano per precauzione o per un leggero malessere, consiglierei di prenderne un'oncia, meno di dieci volte e non tutti i giorni.

È interessante anche il modo di preparazione della radice:

Si taglia la radice in fette sottili che vengono poste in un recipiente di terracotta ben verniciato dove è stato versato dall'acqua. È importante che il recipiente sia ben chiuso, si fa cuocere il tutto a fuoco basso, e quando dell'acqua messa non resta che la quantità di un bicchiere, si aggiunge un po' di zucchero e si beve immediatamente. In seguito si aggiunge la stessa quantità di acqua sul residuo, e si fa cuocere allo stesso modo per ottenere tutti i succhi e ciò che resta dei principi della radice; vengono prese entrambe le dosi, l'una al mattino e l'altra la sera [3].

Panax quinquefolium

Padre Jartoux riteneva che se la pianta poteva esistere in altri paesi, non poteva che essere in Canada. E infatti, precisamente qualche anno più tardi, un altro gesuita, Padre Lafiteau, missionario presso gli Irochesi al Sault Saint-Louis, scriveva al Reggente per annunciargli che aveva scoperto in Canada "il Gin Seng dei tartari così stimato in Cina", dopo aver preso conoscenza della lettera di Padre Jartoux:

> *Ho trovato una descrizione esatta della pianta di Gin Seng, che egli aveva potuto esaminare nel suo viaggio nella terra dei tartari, nell'anno del Signore 1709.*
>
> *Esaminando questa lettera, ho trovato il passo in cui il Padre scrive, parlando della natura del suolo dove cresce il Gin Seng, che se tale pianta si trovasse in un'altra parte del mondo, dovrebbe essere in Canada, dove le foreste e le montagne, secondo coloro che ci hanno vissuto, sembrano essere simili a quelle della terra dei tartari...*
>
> *Dopo aver trascorso tre mesi a cercare la pianta del Gin Seng inutilmente, il caso me l'ha mostrata quando meno me lo aspettavo, vicino a una casa che stavo facendo costruire. Dopo averla estirpata con entusiasmo, la portai pieno di gioia a una indigena che avevo ingaggiato per cercarla. Lei la riconobbe subito come uno dei loro rimedi ordinari, di cui mi disse immediatamente l'uso che ne facevano della radice...*
>
> *La mia sorpresa fu estrema quando alla fine della lettera di Padre Jartoux trovai la spiegazione della parola cinese che significa "somiglianza dell'uomo" o come spiega il traduttore di P. Kirker, "gambe dell'uomo", poiché mi resi conto che la parola irochese* Garent-Oguen *aveva lo stesso significato. In effetti,* Garent-Oguen *è una parola composta da* Orenta *che significa "le cosce e le gambe" e* Oguen *che vuol dire "due cose separate"... Non ho potuto fare a meno di concludere che lo stesso significato non poteva essere applicato alla parola cinese e a quella irochese senza una comunicazione di idee e di conseguenza di persone. A quel punto, fui certo dell'idea che avevo e che era fondata sul pregiudizio che l'America fosse un continente tutt'uno con l'Asia, al quale era unito mediante la terra dei tartari a nord della Cina... So che, al momento, nessuno ha ancora fatto l'analisi del Gin Seng.*
>
> *Dobbiamo ammettere che noi non lo conosciamo ancora abbastanza bene dal momento che la nostra conoscenza viene solo da indiani selvaggi, cinesi e giapponesi, che fondamentalmente sono cattivi medici, poco istruiti sui principi di anatomia e le regole dell'Arte.*
>
> *Quando ho scoperto il Gin Seng, pensavo che potesse essere una specie di mandragora.*
>
> *Il culmine dei miei desideri sarebbe che l'uso di questa pianta servisse a prolungare gli anni della nostra vita terrena, nonché la Vostra.*
>
> *La chiamò* Aureliana canadensis – Sinensibus ginseng – Iroquoeis – Garent-Oguen... [4].

Usi

Padre Lafiteau si sbagliava: il ginseng che aveva scoperto non era il ginseng cinese – *Panax ginseng* – ma un'altra specie, il *Panax quinquefolium*. Quest'ultima specie fu introdotta in Francia all'inizio del XVIII secolo, e il suo uso era allora riservato ai grandi del mondo.

Il ginseng cinese entrerà più tardivamente in Francia, sembra a partire dall'anno 1770. Parallelamente, si sviluppò un commercio tra il Canada e la Cina: le radici erano raccolte dagli indiani e inviate a Montreal, da dove partivano per La Rochelle, per essere in seguito rispedite in Cina con le navi della Compagnia delle Indie. Nel 1752, il Canada esportava circa 250 tonnellate di ginseng verso la Cina. Nello stesso periodo, un altro gesuita, Padre Bertram scopriva la presenza del ginseng sui bordi del fiume Delaware (USA). Anche il ginseng americano sarà esportato in Cina dalla seconda metà del XIX secolo. Un tempo prospero, questo commercio tra l'America e la Cina declinerà nel XIX secolo. In effetti, l'attrattiva del guadagno fu tale che radici troppo giovani e quindi di qualità inferiore venissero vendute in Cina. I cinesi smisero di importare il ginseng dal Canada o dagli Stati Uniti e rivolsero lo sguardo alle coltivazioni di *P. ginseng* che si erano sviluppate in Corea e in Manciuria.

Domande e confusioni

Dalla sua introduzione in Francia, all'inizio del XVIII secolo, il ginseng ha suscitato la curiosità e le domande degli scienziati che si sono interrogati su come definire questa pianta. Sébastien Vaillant, curatore del Jardin Royal di Parigi, stabilì un nuovo genere, che chiamò *Arialastrum*, di cui il ninzin o ginseng dei cinesi era, ai suoi occhi, una specie [5]. Di fatto egli confuse il ginseng cinese e quello canadese.

Poco dopo, nel 1736, Lucas Augustin Folliot de Saint-Vaast discusse, alla Facoltà di Medicina di Parigi, la prima tesi sul ginseng, dal titolo: *Ergo infirmis a morbo viribus reparandis Ginseng* (Il ginseng conviene come ricostituente?). Dopo aver ricordato l'origine del nome "inventato dai cinesi, prima a causa della somiglianza che gli si trovava con il corpo umano e in seguito per le sue innumerevoli virtù" e menzionato il ginseng canadese, che chiama *Aurelia canadensis*, Folliot de Saint-Vaast descrive le proprietà del ginseng riprendendo gli Autori cinesi e i racconti anteriori dei missionari gesuiti:

> *Essa è utile nelle diarree, dissenterie, debolezza o problemi dello stomaco e dell'intestino, ma anche nella sincope, lipotimia, paralisi, intorpidimento e convulsioni. Essa riabilita in modo sorprendente le forze di coloro che sono esauriti da prodezze amorose: per quelli che sono debilitati da malattie acute o croniche, non si può paragonare con nessun altro farmaco. [...] Presa ripetutamente, rinvigorisce le forze indebolite, le restaura splendidamente, aumenta la respirazione, conferisce al corpo un piacevole calore, consolida e rafforza il midollo osseo e le giunture delle articolazioni. Inoltre, nei soggetti in agonia conferisce tanta forza da ritardare la morte, così da avere il tempo e la possibilità di somministrare altri medicamenti, spesso al punto di consentire al paziente di recuperare la salute [6].*

Sebbene i medici olandesi "la raccomandino per le convulsioni, sincopi, vertigini e per fortificare la memoria", l'uso del ginseng resta limitato per tutto il XVIII secolo a causa della sua rarità e del costo elevato [7].

All'inizio del XIX secolo, non si conosceva ancora la pianta. Il dottor Abel Rémusat, primo titolare della cattedra di cinese al Collège de France spiegava che il vero nome era *Jin-chen* (da *jin*, "uomo" e *chen*, "ternario") e significava che questa pianta formava il tre con l'uomo e il cielo [8]. In effetti, non si distinguevano ancora chiaramente i diversi tipi di ginseng e la confusione tra il ginseng asiatico e quello americano era comune nel XIX secolo:

Quello che interessa di più i medici è il Panax *a cinque foglie (*P. quinquefolium*). Nell'Impero di Mezzo è molto ricercato; vale tre volte il prezzo d'argento, 500 f al kg e i reali "figli del Cielo" prelevano dalla vendita un contributo enorme. La sua analisi sarebbe necessaria* [9].

Tuttavia, i botanici cominciarono a concentrare i loro sforzi sul ginseng asiatico. Nees Van Esenbeck gli conferirà il nome nel 1833: il ginseng fu così nominato *Panax Schin-Seng Nees var. coreense.* Dieci anni più tardi, nel 1843, il botanico russo Carl Anton Meyer (1795-1855) imporrà la sua definizione e il suo nome: *Panax ginseng C.A. Meyer.* Insieme al ginseng cinese, la botanica riconosce il ginseng americano o *Panax quinquefolium*, e anche altre varietà, tra le quali il *Panax japonicus,* il *Panax pseudoginseng,* il *Panax trifolius,* il *Panax notoginseng*, il *Panax elegantior* o ancora l'*Eleutheroccus senticosus*, detto "ginseng di Siberia", che, comunque, non è una pianta del genere *Panax.*

Le prime analisi chimiche, che cominciarono nella seconda metà del XIX secolo, misero in evidenza la presenza di saponine nel ginseng. Bisognerà aspettare più di un secolo per l'isolamento e l'identificazione dei saponosidi del ginseng coreano.

Conclusione

I progressi delle conoscenze sul ginseng non hanno dissipato la confusione che regnava nei primi tempi della sua introduzione in Occidente, quando il ginseng fu presentato come derivante da una pianta misteriosa, originaria di paesi o regioni popolate all'epoca da "selvaggi" (irochesi) o "barbari" (tartari). Ancora oggi non si fa la necessaria distinzione tra il ginseng selvatico e quello coltivato, né tra le diverse specie. Per quanto riguarda le proprietà della pianta, esse sono poco conosciute dal grande pubblico.

L'uso del ginseng resta quindi influenzato dalle rappresentazioni e credenze apparse al momento del suo arrivo in Occidente. Il ginseng è ancora percepito come una droga o come afrodisiaco. L'utilizzo del ginseng, sebbene oggi sia incrementato dalla "crescita" delle medicine naturali, rimane limitato a causa del suo costo elevato.

Bibliografia

1. Description géographique de l'empire de la Chine par le Père Martin Martinius, I. (traduite d'un auteur chinois),1666, p.45
2. Tachard G (1686) Voyage de Siam des Pères jésuites envoyés par le Roi aux Indes et à la Chine. Paris, Seneuze Horthemels et (1687) Amsterdam, Pierre Mortier
3. Lettre au Procureur Général des Missions des Indes et de la Chine, 12 avril 1711. In: Bernard JF (1725-1738) Recueil des voyages au Nord, contenant divers mémoires très utiles au commerce et à la navigation, Amsterdam
4. Mémoire présenté à son SAR Monseigneur le Duc d'Orléans, Régent du Royaume de France, concernant la précieuse plante de Gin Seng de Tartarie, découverte au Canada par le P. Joseph François Lafiteau de la Compagnie de Jésus, Missionnaire des Iroquois du Sault Saint Louis. Paris, chez Joseph Monge, 1718, p. 88
5. Vaillant S (1727) Discours sur la structure des fleurs, leurs différences et l'usage de leurs par-

ties, prononcé à l'ouverture du Jardin Royal de Paris, le Xe jour du mois de juin1717 et l'établissement de trois nouveaux genres de plantes L'*Araliastrum*, La *Sherardia*, La *Boerhaavia*. Leide, chez Pierre Vander

6. Huard P, Imbault-Huart MJ, et al. (1973) Une thèse parisienne consacrée au ginseng en 1736 et présidée par Jean-François Vandermonde. Bulletin de l'École française d'Extrême-Orient, LX: 369-375

7. Buc'hoz JP (1806) Histoire naturelle du thé de la Chine, de ses différentes espèces, de sa récolte, de ses préparations (...) À laquelle on a joint un mémoire sur le thé du Paraguay, de Labrador, des Isles, du Cap (...) suivie d'une notice sur le cachou, le ginseng et l'huile de cajeput. Paris, chez la Dame Buc'hoz

8. Dechambre A (1887) Dictionnaire encyclopédique des sciences médicales. Asselin, Masson, Paris, tome 8, p. 705

9. *Ibid.*, tome XX, p. 99

Il ginseng nella Farmacopea tradizionale cinese

Patrick Stoltz

Introduzione

La Farmacopea tradizionale cinese presenta diverse piante il cui nome comporta il sinogramma 参[1]: 人参 *Renshen*, il ginseng, certamente, ma anche 玄参 *Xuanshen* o *Yuanshen*, *Radix Scrophulariae*; 沙参 *Shashen*, *Radix Glehniae*; 党参 *Dangshen*, *Radix Codonopsis*; 丹参 *Danshen*, *Radix Salviae* e 西洋参 *Xiyangshen*, *Radix Panax quinquefoliae*. Queste piante sono considerate particolarmente importanti per una ragione o per un'altra a causa della loro azione benefica sull'energia vitale[2].

Sebbene le proprietà di questa pianta siano conosciute in Cina sin dall'antichità, il ginseng, 人参 *Renshen*[3], è descritto per la prima volta come droga medicinale nel 神农本草经 *Shennong bencao jing*[4]. È classificato tra le droghe "superiori"[5]. Il ginseng utilizzato nell'antica Cina era essenzialmente un ginseng selvatico.

---

[1] Questo sinogramma possiede tre significati diversi, distinti da tre pronunce differenti: nel senso di "raggiungere, prendere parte a", si pronuncia *can* (*tsann*), pronunciato *cen* (*tsenn*) entra nella composizione del disillabico 参差 *cenci* che significa "irregolare" come aggettivo e "disparità, differenza" come sostantivo. Infine, pronunciato *shen*, è il carattere che entra nel nome *Renshen*, scritto anche 槮 (*can*) nel 急救章 *Ji jiu zhang* ("Delle urgenze") di 游曾 *You Zeng* sotto gli Han (c. – 40).

[2] La pianta è menzionata nell'opera del ministro 范蠡 *Fan Li*, il 計然 *Ji ran*, *Yue* (–180).

[3] Il nome cinese comporta il carattere 人 e fa riferimento all'aspetto vagamente umanoide della radice e delle sue radichette, come quelle della mandragora.

[4] Canoni di medicina di Shennong. Generalmente ci si accorda nel datare i Canoni di Shennong a partire dal primo secolo a.C., sebbene non si trovi alcun riferimento a quest'opera sotto gli 汉 Han, dal 206 al 220, in particolare nel 汉书 *Han shu* (Libro degli Han) al capitolo 艺文志 *Yi wen zhi* (Bibliografia). Anche il nome dell'opera non appare prima dei 梁 Liang, 502-577, nel 七录 *Qi lu* ("Sette raccolte") di 阮孝 *Ruan Xiao*, citato nel 隋书 *Sui shu* (Libro dei Sui), 581-618, al capitolo 经籍志 ("Dei classici"): "Sotto i Liang, i Canoni della materia medica di Shennong, quinto rotolo". Tuttavia opere anteriori vi fanno già riferimento, come il 养生论 *Yang sheng lun* (Trattato della cura del [principio] vitale) di 嵇康 *Ji Kang* sotto i 西晋 *Jin* occidentali, 265-316: (*continua→*)

Origini geografiche

La materia medica riporta la radice secca del *Panax ginseng* C.A. Meyer. La pianta citata nella Farmacopea cinese è prevalentemente raccolta nelle provincie di Jilin e Heilongjiang. Si trovano anche delle varietà coltivate in altre provincie come Shandong, Shanxi, Hubei, ma ugualmente in Corea o in Giappone. Le varietà coltivate sono chiamate 园参 *Yuanshen*[6], quelle selvatiche 山参 *Shanshen*[7]. Il ginseng coreano è detto 高丽参 *Gaolishen*[8].

Il ginseng americano 西洋参 *Xiyangshen*[9], *Panax quinquefolius* L., compare successivamente nella Farmacopea tradizionale, verso la seconda metà del XVII secolo. È citato nel 本草备要 *Bencao beiyao*[10], nel 本草从新 *Bencao congxin*[11], e nel 本草纲目拾遗 *Bencao gangmu shiyi*[12]. Proviene essenzialmente dall'America del Nord e dall'Europa, sebbene sia coltivato in Cina da circa 70-80 anni. La sua storia è legata alla presenza dei gesuiti in Cina alla fine del XVII secolo, i quali hanno fatto conoscere il ginseng all'Occidente. È stato scoperto in America del Nord all'inizio del XVIII secolo dal Padre Joseph-François Lafitau (1681-1746).

Periodo di raccolta

Le piante di ginseng selvatico sono raccolte tra luglio e settembre, periodo di maturazione dei frutti rossi della pianta. Più la pianta è vecchia, migliore è il prodotto. La raccolta riguarda le piante di almeno 7 anni, ma spesso di 10 anni. Le radici sono

---

"Shennong dice: Le droghe superiori curano il principio vitale, le droghe medie nutrono l'organismo". Il testo dei Canoni di Shennong dice del ginseng che "ricostituisce le cinque viscere, placa lo spirito, stabilizza lo psicotipo e il morfotipo, calma le palpitazioni, scaccia l'energia patologica, schiarisce la visione, apre il cuore, aiuta l'intelletto e la sua assunzione regolare prolunga la vita". Per una spiegazione del significato dei termini 魂 *hun*, psicotipo e 魄 *po*, morfotipo, vedi Une introduction à la médecine traditionnelle chinoise, Le corps théorique (2006) Collection Médecines d'Asie, Savoirs & pratiques. Springer, Paris.

[5] Vedi nota 2, la citazione del Trattato della cura del (principio) vitale.

[6] Lett. "ginseng di giardino".

[7] Lett. "ginseng di montagna".

[8] 高丽 significa semplicemente "Corea".

[9] Lett. "ginseng dei mari occidentali".

[10] Essentiel de la matière médicale, 1694. Opera in otto rotoli di 汪昂 *Wang Ang* (1615-1695), letterato della fine dei Ming e dell'inizio dei Qing, autodidatta della medicina, conosciuto per il suo lavoro di sistematizzazione e di verifica dei testi alla luce della sua esperienza clinica e della sua erudizione di letterato.

[11] Nouvelle compilation de la matière médicale, 1757. Opera in diciotto rotoli di 吴仪洛 *Wu Yiluo*, medico sotto i Qing. Conosciuto anche per il suo commento del Shang han lun 伤寒分经 *Shang han fenjing* (Analisi del Shang han, 1766) e il suo formulario di Farmacopea 成方切用 *Cheng fang qieyong* (Sull'uso ragionato delle formule,1761).

[12] Des omissions du Bencao gangmu, 1765. Opera in dieci rotoli di 赵学敏 *Zhao Xuemin* (1719-1805).

dissotterrate con precauzione con l'aiuto di utensili in osso al fine di preservare l'insieme dell'apparato radicale. Il ginseng coltivato è raccolto tra settembre e ottobre, soprattutto da piante di 5-7 anni, ma anche in questo caso, più la pianta è vecchia, migliore è il prodotto medicinale. Le radici sono in seguito lavate con l'acqua. Le radici raccolte e lavate sono chiamate 野山参水子 *Yeshanshen shuizi* o 园参水子 *Yuanshen shuizi*[13].

Preparazione

La preparazione del ginseng si attua in diversi modi e riguarda essenzialmente la radice principale. Il primo metodo di preparazione è l'essiccamento al sole 晒干 *shaigan*. La pianta così preparata è chiamata 生晒参 *Shengshaishen* se si tratta del ginseng selvatico e 白干参 *Baiganshen*[14] se si tratta del ginseng coltivato. Dopo il lavaggio, la radice è esposta al sole per un giorno, seccata al forno, poi di nuovo esposta al sole. Queste operazioni di essiccazione all'aria e al forno alternate sono ripetute per un lungo periodo. Questa è la metodica che permette di conservare al meglio le proprietà fondamentali della droga. In certi casi, le radici laterali e secondarie sono conservate per l'essiccazione, il prodotto così preparato è chiamato 全须生晒参 *Quanxu shengshaishen*. Le radici laterali e secondarie sezionate e seccate a parte sono chiamate 白参须 *Baishenxu*.

La radice principale, una volta lavata e seccata al vento, può essere anche preparata per cottura al vapore per 2-3 ore[15], nel corso della quale il suo colore vira al giallo, e la sua pelle diviene translucida; successivamente viene essiccata al forno o al sole. Il ginseng così preparato viene chiamato 红参 *Hongshen*[16]. In certi casi le radici laterali più lunghe sono conservate; il prodotto si chiama allora 边条红参 *Biantiaohongshen*. Le radici laterali e secondarie preparate mediante cottura al vapore ed essiccate sono chiamate 红参须 *Hongshenxu*.

La radice di ginseng fresca, lavata ed essiccata all'aria viene bollita e poi raffreddata mediante diversi bagni in acqua fredda, quindi viene seccata. In seguito, viene passata più volte in un bagno di zucchero fuso e poi essiccata all'aria. L'essiccatura finale ideale è al forno. Questo modo di preparazione presenta diverse varianti: i differenti bagni di zucchero sono seguiti da una ripiegatura della cute quando è ancora morbida, per ottenere finalmente delle lunghe ondulazioni. Questo trattamento è riservato al ginseng selvatico che è allora chiamato 涛皮参 *Taopishen*[17]. Il secondo metodo di preparazione allo zucchero consiste nello sciacquare la radice con l'acqua dopo il bagno di zuc-

---

[13] *Ye Shanshen shuizi*, lett. "ginseng selvatico uscito dall'acqua" e *Yuanshen shuizi*, lett. "ginseng coltivato uscito dall'acqua".

[14] Lett. "ginseng seccato a bianco (a cuore)".

[15] È una cottura a bagnomaria durante la quale le radici sono protette da un tessuto e poste in un recipiente, sempre protetto da un tessuto, che sarà scaldato al vapore, al fine di evitare ogni contatto diretto con il fuoco, l'acqua bollente o il vapore.

[16] Lett. "ginseng rosso".

[17] Lett. "ginseng a pelle ondulata".

chero in modo da ottenere un prodotto liscio. Il prodotto così preparato è chiamato 白参 *Baishen*[18]. Infine, la radice può essere semplicemente passata in due bagni di zucchero senza sciacquatura, permettendo così di ottenere uno strato zuccherino più spesso, parzialmente assorbito dalla radice. Questo preparato è chiamato 糖参 *Tangshen*[19]. Queste due ultimi metodi sono impiegati per il ginseng coltivato.

Ciò riguarda principalmente il ginseng coltivato. Di regola, la radice del ginseng selvatico è conservata integralmente ed è seccata al sole con precauzione. È il 生晒山参 *Shengshai Shanshen*. Le radici di grossa taglia, flessibili, con la cute fine leggermente gialla, le venature poco visibili, d'apparenza vigorosa, ricche di succo e senza difetti sono le più care e le più ricercate.

Durante la preparazione officinale del ginseng di montagna essiccato e del ginseng rosso, la radice è generalmente privata di radici secondarie, reidratata, tagliata in lamelle fini, quindi essiccata o macinata prima di essere somministrata. La radice essiccata di ginseng di montagna, dopo essere stata pulita delle radici secondarie, può essere direttamente tritata o macinata.

Sul piano della denominazione del prodotto officinale, il ginseng presenta un gran numero di denominazioni in funzione della sua provenienza, della modalità di preparazione o della parte di radice utilizzata. Per quanto riguarda la provenienza, si distingue il ginseng cinese coltivato, il *Yuanshen* o selvatico, il *Shanshen*, il ginseng coreano 朝鲜人参 *Chaoxianrenshen* o il ginseng giapponese 东洋人参 *Dongyangrenshen*. Per quanto riguarda i metodi di preparazione, vedi sopra.

Ginseng cinese		
Ginseng selvatico 山参 *Shanshen* 野山参水子 *Yeshanshen shuizi*	Radice lavata	**Ginseng coltivato** 园参 *Yuanshen* 园参水子 *Yuanshen shuizi*
Essiccatura 生晒山参 *Shengshai Shanshen* 白参须 *Baishenxu* 全须生晒参 *Quanxu shengshaishen*	**Cottura** 红参 *Hongshen* 红参须 *Hongshenxu* 边条红参 *Biantiaohongshen*	**Cottura allo zucchero** 糖参 *Tangshen* 白参 *Baishen* 涛皮参 *Taopishen*
Ginseng non cinese		
Ginseng coreano 高丽参 *Gaolishen* 朝鲜人参 *Chaoxianrenshen*	**Ginseng giapponese** 东洋人参 *Dongyangrenshen*	**Ginseng americano** 西洋参 *Xiyangshen*

Oltre alla radice principale, la Farmacopea tradizionale cinese riporta diverse altre parti dell'apparato radicale e della pianta:

---

[18] Lett. "ginseng bianco".
[19] Lett. "ginseng zuccherato".

- la barba del ginseng 人参须 *Renshenxu* è costituita dall'insieme delle radici secondarie più fini legate in un fascio. Preparata unicamente a partire della radice del ginseng coltivato;
- la testa della radice 人参芦 *Renshenlu*. Prelevata in generale dal ginseng coltivato cotto. È la parte prossimale della radice;
- la foglia del ginseng 人参叶 *Renshenye*.

Parti della pianta utilizzate dalla Farmacopea cinese		
人参须 *Renshenxu* Estremità delle radici laterali e secondarie	人参芦 *Renshenlu* Testa della radice principale	人参叶 *Renshenye* Foglie

Proprietà officinali del ginseng

Le proprietà del ginseng descritte nella Farmacopea tradizionale riguardano principalmente la radice essiccata. Il folclore presta al ginseng tante proprietà medicinali o magiche quante il nostro folclore ne ha attribuite alla mandragora. La medicina cinese descrive in maniera formale le caratteristiche[20] del prodotto officinale, le sue proprietà, i suoi tropismi[21] e le sue indicazioni.

La radice del ginseng ha un sapore delicato, leggermente amaro e di natura tiepida. I sistemi funzionali verso i quali si dirigono le sue proprietà sono, in ordine, il cuore, il polmone e la milza[22]. Le sue proprietà fondamentali sono di rinvigorire l'energia iniziale[23], ricostituire la milza, aiutare il polmone, produrre i fluidi fisiologici e calmare lo spirito[24].

L'impiego in terapia è molto vasto. È impiegato in situazioni d'urgenza come il collasso cardiaco; in questo caso viene impiegato a dosaggi elevati e associato, se la situazione clinica lo richiede, alla *Radix aconiti lateralis preparatae*, o a sostanze minerali

---

[20] Per "caratteristiche" si intende, in questo testo, la sua natura 气 *qi* e i suoi sapori 味 *wei*. Per una spiegazione succinta del significato di questi termini vedi Introduction à la thérapeutique en médecine chinoise traditionnelle. Collection Médecines d'Asie, Savoirs & pratiques. Springer, Paris.

[21] Il termine "tropismo" traduce, in questo testo, il sinogramma disillabico 归经 *guijing*, lett. "meridiano destinatario".

[22] La medicina cinese descrive la fisiologia umana come un'interazione di sistemi (fegato, cuore, milza, polmone, reni) che non corrisponde in maniera biunivoca alla descrizione riportata in anatomofisiologia moderna, ma sono formati dall'organo eponimo, di differenti tessuti e di tutte le zone del corpo coperte dal meridiano corrispondente. Per questo argomento vedere Une introduction à la médecine traditionnelle chinoise, Le corps théorique, op. cit.

[23] 大补元气 *dabu yuanqi*. Il termine 元气 *yuanqi*, tradotto qui come "energia originale" indica l'energia vitale fondamentale. Vedi Une introduction à la médecine traditionnelle chinoise, op. cit.

[24] 补脾益肺生津安神 *bu pi, yi fei, sheng jin, an shen*.

come la *Concha ostreae*, in caso di ipotermia centrale o di sudorazione abbondante.

È impiegato anche nel trattamento della ptosi organica legata a una deficienza importante dell'energia del sistema funzionale della milza e dello stomaco. In questo caso viene associato a piante come la *Radix astragali, Rhizoma atractylodis macrocephalae*, ecc.

In associazione a prodotti come il *Semen juglandis, Gecko* o *Bulbus fritillariae thunb.*, è usato per il trattamento degli stati di tosse "consumption"[25] o per la dispnea.

È ugualmente impiegato negli stati di deplezione dei fluidi organici conseguenti a uno stato febbrile infettivo o di origine metabolica. Nel primo caso, viene associato a prodotti come il *Gypsum fibrosum, Rhizoma anemarrhenae*, ecc. Nel secondo caso, viene associato a prodotti come il *Fructus trichosanthis, Radix puerariae, Radix astragali*, ecc. Nella disidratazione delle persone anziane, lo si associa generalmente a piante come *Radix ophiopogonis, Poria cocos, Fructus schisandrae*, ecc., al fine di favorire la produzione dei fluidi fisiologici.

La medicina cinese lo utilizza anche nei casi di insonnia, di disturbi mnemonici e di palpitazioni in rapporto a carenza di energia del sistema funzionale cardiaco. In questo caso viene associato a piante come *Poria cocos*[26], *Radix polygalae*. Quando la situazione è correlata a una deficienza simultanea di energia e di sangue a livello dei sistemi funzionali del cuore e della milza, lo si associa a *Radix astragali, Arillus longan, Radix angelicae*, ecc. Infine, nel caso di un quadro clinico conseguente a insufficienza di Yin e di sangue a livello dei sistemi funzionali del cuore e dei reni, lo si associa a *Radix rehmanniae, Fructus schisandrae, Radix angelicae, Radix salviae, Radix scrophulariae*, ecc.

Nel caso di un'emorragia (ematemesi, epistassi, metrorragia funzionale, ecc.) dovuta a un'insufficienza di energia, il ginseng è associato a *Radix astragali, Rhizoma atractylodis macrocephalae, Herba agrimoniae, Fructus rubi, Colla corii asini*, ecc.

Il ginseng può essere anche prescritto in alcuni stadi di attacchi infettivi virali o batterici della via aerea superiore legati a un deficit costituzionale che non permette all'organismo di combattere efficacemente contro l'agente infettivo. Si associa, allora, il ginseng a piante come *Radix bupleuri, Radix notopterygii*, ecc. Quando il quadro clinico è caratterizzato da una produzione eccessiva di muco, lo si associa a *Folium perillae, Rhizoma pinelliae, Pericarpium citri reticulatae*, ecc. Qualora l'insufficienza costituzionale interessi anche ciò che la medicina cinese definisce Yang, conviene associare al ginseng *Cortex cinnamomi, Herba asari, Radix aconiti lateralis*, ecc. Se la situazione è causata da un'insufficienza di energia e di sangue, con accumulo di

---

[25] Il sostantivo *consumption* (consunzione) si riferisce a una nozione di nosologia e patologia tradizionale cinese chiamata 虚损劳极病 *xu sun lao ji bing,* lett. "affezione di deficienza, danno, consunzione e sfinimento". L'espressione indica gli stadi successivi dell'indebolimento di una delle risorse fisiologiche fondamentali (energia, sang, Yin, Yang) durante il decorso di una affezione detta consuntiva (nel senso di depauperamento continuo ed eccessivo).

[26] In questo caso preciso, la parte di fungo utilizzata differisce dal caso precedente. Si utilizza la parte in contatto con le radici del pino.

caldo e feci, il ginseng è associato a *Radix* e *Rhizoma rhei*, *Natrii sulfas*, *Fructus aurantii*, *Cortex magnoliae*.

Nel caso di problemi erettili e infertilità correlati a insufficienza dell'energia originale e a indebolimento del fuoco di Mingmen[27], si associa al ginseng *Cornu cervi*, *Radix morindae*, ecc.

Nelle emiplegie conseguenti un incidente vascolare cerebrale o nell'angina polmonare dovute a insufficienza di energia con stagnazione di sangue[28], il ginseng può essere associato a *Radix angelicae*, *Rhizoma chuanxiong*, *Moschus* o *Resina boswelliae*.

Nelle sindromi epilettiformi con sincope legate alla presenza di vento e di flegma[29], in uno stato di deficit di energia, si associa al ginseng *Rhizoma arisaematis*, *Rhizoma typhonii*, *Semen ziziphi spinosae*, *Poria cocos*, *Rhizoma gastrodiae*, *Radix polygalae*, ecc.

Nel reflusso gastro-esofageo, nell'emesi e nel caso di singhiozzo provocati da una deficienza di energia, il ginseng è associato a *Flos caryophylli*, *Lignum aquilariae resinatum*, *Pericarpium citri reticulatae*, *Radix glycyrrhizae*, *Rhizoma zingiberis*, *Rhizoma pinelliae*.

Modalità di preparazione e posologia

Il ginseng si usa generalmente sotto forma di decotto[30] con dosaggi di 5-10 g al giorno per le patologie ordinarie. In genere è cotto a parte, a fuoco lento o a bagnomaria, per preservarne le proprietà. Nei trattamenti d'urgenza, può essere prescritto in dosi da 15 a 30 g; l'assunzione è, allora, frazionata durante la giornata. Può essere ugualmente somministrato in polvere in dosi da 1,5 a 2 g al giorno.

Precauzioni per l'uso

Per la medicina cinese il ginseng è un prodotto di natura dolce e leggermente tiepido, capace di stimolare il fuoco e favorire la stagnazione di agenti patogeni nell'organismo. Per questo motivo è controindicato in tutte le situazioni di pletora (emorragie correlate alla presenza di calore nel sangue, esuberanza dello Yang del sistema funzionale del fegato che si manifesta con vertigini, cefalee, ipertensione e rossori oculari), e anche in tutte le condizioni legate alla stagnazione del fuoco nell'organismo. Tradizionalmente, la Farmacopea cinese vieta l'associazione di ginseng con *Raphanus sativus* L., e sconsiglia l'associazione con *Veratrum nigrum* L. e *Trogopterus xanthipes* Milne-Edwards.

---

[27] Per il significato di questo termine nel corpus teorico della medicina cinese, vedi Une introduction à la médecine traditionnelle chinoise, op. cit.

[28] *Id.* per il significato di questa espressione in medicina cinese.

[29] *Id.*

[30] Di regola, la cottura del ginseng si effettua sempre in circa 25 cl d'acqua per 10 g.

Applicazione

A causa delle differenti forme officinali e varietà, il ginseng non può essere impiegato indifferentemente in tutti i casi clinici descritti precedentemente. Le proprietà rinvigorenti del ginseng selvatico sono forti. Quindi, deve essere impiegato in piccole quantità e riservato per le situazioni urgenti. Il ginseng coltivato presenta delle proprietà ricostituenti relativamente più deboli. Essendo più facile da reperire e meno caro del ginseng selvatico, viene utilizzato per il trattamento di sindromi di deficienza cronica. La modalità di preparazione conferisce al ginseng rosso una natura sensibilmente più calda del ginseng bianco. Per questa ragione si utilizza di preferenza nelle sindromi[31] di deficienza di energia e di Yang. La natura del ginseng essiccato tende a essere più fresca. Quindi, esso è più indicato nelle sindromi di deficienza di energia e di Yin.

Le barbe del ginseng 人参须 *Renshenxu*

Le barbe in questione sono delle radici secondarie, più fini della radice, legate in mazzetti. Sono utilizzate essenzialmente quelle del ginseng della provincia di Jilin. Di natura neutra, leggermente fresca e di sapore morbido e amaro, questo prodotto interessa principalmente il sistema funzionale del polmone. Ha come attività quelle di aiutare l'energia, di favorire la produzione dei fluidi fisiologici e di calmare la sete. È indicato nella tosse con emoptisia o ematemesi, accompagnata a sete e negli stati di reflusso e vomito legati a una deficienza dello stomaco. Lo si può utilizzare in assenza del ginseng americano.

La testa del ginseng 人参芦 *Renshenlu*

Questo prodotto è in genere costituito dalla testa del ginseng rosso. È di natura amara e tiepida. I suoi impieghi sono significativamente diversi da quelli della radice principale. Consente di far aumentare l'energia verso la parte superiore, è emetico ed espettorante. Lo si prescrive nel caso di carenza di energia costituzionale in presenza nell'organismo di flegma fluido 痰饮[32] che il paziente non è più in grado di espellere da solo, né per espettorazione né mediante vomito. È anche impiegato nell'ambito della diarrea cronica, quando l'energia non può più salire seguendo i processi fisiologici.

---

[31] Il termine "sindrome" qui impiegato traduce l'espressione cinese 症候 *zhenghou* che designa una manifestazione patologica particolare dello stato dei sistemi funzionali: deficienza di energia, di sangue, di Yin o di Yang di un sistema e/o comparsa di produzioni patologiche come il caldo, il fuoco, l'umidità, il flegma, il freddo, la stasi. Per esempio: un'insufficienza di energia e di Yang del cuore accompagnata da una stasi del sangue. Questo stato è caratterizzato da un quadro clinico preciso: palpitazioni, soffocamento, cianosi, dolore toracico transfissiante, ecc. In questo senso, questo termine è molto lontano dalla sua accezione in medicina occidentale.

[32] Vedi Une introduction à la médecine traditionnelle chinoise, op. cit.

La foglia del ginseng 人参叶 Renshenye

È la foglia essiccata della pianta di ginseng. Gli erboristi cinesi forniscono frequentemente la foglia di *Panax pseudo ginseng* Wall. *var. japonicus* (C.A. Meyer) Hoo & Tseng, le cui proprietà sono simili.

La foglia di *Panax* è di sapore amaro e leggermente morbida, di natura fredda. Le sue proprietà interessano principalmente i sistemi funzionali del polmone e dello stomaco. Ha come attività quella di proteggere il polmone, produrre i fluidi fisiologici e di calmare la sete, eliminare il caldo canicolare, reprimere il fuoco dell'insufficienza. È un prodotto indicato nel trattamento delle affezioni febbrili con conseguente riduzione dei fluidi fisiologici derivanti dalla sete, nel trattamento dei dolori dentari dovuti al fuoco dell'insufficienza e nei casi di raucedine vocale indotta da secchezza e da calore.

Il ginseng americano 西洋参

Questo prodotto è costituito dalla radice di *Panax quinquefolium* L., raccolta da piante di 3-6 anni e da cui si eliminano le radici secondarie prima di procedere alla fase di essiccamento al sole. In seguito, la radice viene umidificata per eliminare la parte più superficiale, quindi viene cotta al vapore, in presenza di zolfo, e di nuovo lasciata a seccare al sole. Il prodotto così ottenuto presenta un colore bianco simile alla calce e viene chiamato 粉光西洋[33]. Quando la radice è estratta dal suolo ed essiccata al sole o al fuoco con la corteccia, prende un colore giallo mescolato a nero e viene chiamata 原皮西洋参[34].

La preparazione officinale consiste nell'umettare la radice e conservarla in un panno umido per due giorni in estate e in autunno, per tre giorni in inverno e in primavera. La radice è in seguito tagliata a strisce ed essiccata all'aria.

Proprietà officinali

Il prodotto è di natura dolce, leggermente amaro e di natura fredda. Le sue proprietà interessano i sistemi funzionali del cuore, del polmone e dei reni. Svolge l'azione di ricostituire l'energia e di nutrire lo Yin, di temperare il fuoco e di produrre i fluidi fisiologici.

Le sue applicazioni terapeutiche riguardano principalmente le tossi croniche secche o poco produttive, correlate all'insufficienza polmonare. Per la medicina cinese la tosse cronica danneggia l'energia e lo Yin del sistema funzionale del polmone. Quando lo Yin di questo sistema diventa insufficiente, il fuoco si incrementa e aggrava maggiormente la situazione. Questo processo patologico provoca una riduzione dei fluidi del polmone rendendo la tosse secca o poco produttiva; in que-

---

[33] *Fenguang xiyangshen.* Lett. "ginseng americano con la luminosità della calce".
[34] *Yuanpi xiyangshen.* Lett. "ginseng americano bruno".

st'ultimo caso, le mucose possono presentare striature di sangue. In questo tipo di situazioni cliniche, il ginseng americano è spesso associato a *Rehmannia glutinosa*, *Ophiopogonis japonicus*, *Scrophularia ningpoensis*, *Anemarrhena asphodeloides*, ecc.

Quando il calore (conseguenza di un'ipertermia, di un colpo di calore o di un ambiente caldo, sia professionale – per esempio fonderie – sia vitale – per esempio deserti) danneggia l'energia e lo Yin, il quadro clinico è caratterizzato da un'astenia che si accompagna a nervosismo e sete. Si associa al ginseng americano *Citrullus vulgaris*, *Dendrobrium noble* Lindl., *Ophiopogonis japonicus*, *Anemarrhena asphodeloides*, ecc.

In caso di deplezione di fluidi intestinali e relativa costipazione con sanguinamento, al ginseng americano si può associare *Dimocarpus longan* Lour.

Modalità di preparazione

Generalmente il ginseng americano, come quello cinese, è cotto a parte. La posologia quotidiana è di 3-10 g.

Precauzioni per l'uso

Conviene prescrivere il ginseng americano ai pazienti che presentano una carenza dello Yang centrale, e nelle sindromi di costipazione come il ristagno del freddo e dell'umidità o la stasi di energia con trasformazione in fuoco.

Conclusione

Il ginseng cinese, nelle sue differenti preparazioni, e il ginseng americano sono due prodotti essenziali della farmacoterapia tradizionale cinese. In relazione ai miti e alle antiche credenze legate alle proprietà della pianta selvatica, quest'ultima è diventata l'oggetto di un'intensa speculazione e raccolta intensiva da parte di "cercatori d'oro" in tutte le regioni dell'estrema Asia. A titolo d'esempio, circa la metà della produzione mondiale di ginseng americano è consumata nel territorio di Hong Kong. Le radici selvatiche di qualità possono raggiungere quotazioni superiori a quelle dell'oro.

Per la medicina cinese il ginseng è prima di tutto una droga ricostituente molto potente, utile nelle situazioni d'urgenza e nelle malattie[35] croniche. Non è certamente un integratore alimentare da consumare quotidianamente e senza criterio. Tradizionalmente la prescrizione di ginseng (ad eccezione di patologie gravi o insufficienze costituzionali di energia) è sconsigliata prima dei 50 anni. Altre piante, che secondo la Farmacopea cinese possiedono sufficienti proprietà ricostituenti, sono: *Codonopsis pilusola* (Franch.) Nannf., *Astragalus membranaceus* (Fisch.) Bge var. *Mongholicus* o *Pseudostellaria heterophylla* (Miq.) Pax ex Pax e Hoffm.

Bibliografia

Guancang Zhongyi xianzhuangshu mu 馆藏中医线装书目 (Repertorio bibliografico della letteratura medica tradizionale), opera collettanea della Biblioteca dell'Istituto di Ricerca sulla medicina cinese. Xue Qinglu (ed) Zhongyi guji chubanshe, Beijing 1986

Yi gu wen 医古文 (Letteratura medica classica). Duan Yishan (ed) Renmin weisheng chubanshe, Beijing 1989

Zhongguo yixue shi 中国医学史 (Storia della medicina cinese), Zhen Zhiya (ed) Renmin weisheng chubanshe, Beijing 1991

Zhongyi da cidian 中医大辞典 (Enciclopedia della medicina cinese), Li Yongchun (ed) Renmin weisheng chubanshe, Beijing 1981

Zhongguo yiji zidian 中国医籍字典 (Dizionario dei sinogrammi della letteratura medica), opera collettanea dell'Unità di ricerca linguistica dell'Istituto di medicina cinese di Shanghai. Jin Shoushan (ed) Jiangxi kexue jishu chubanshe, Nanchang 1989

Zhongguo renshen 中国人参 (Grande dizionario della lingua cinese), Zhang Shuchen, Shanghai keji jiaoyu chubanshe, Shanghai 1997

Zhongyao xue 中药学 (Studi di medicina tradizionale). Gao Xuemin (ed) Renmin weisheng chubanshe, Beijing 2000

Zhongyao da cidian 中药大辞典 (Grande dizionario delle sostanze medicinali tradizionali), opera collettanea del Nuovo Istituto di Medicina di Jiangsu, Shanghai kexue jinshu chubanshe, Shanghai 1995

Zhongguo yaocai setuji 中国药彩色图集 (Atlante della medicina cinese), Pharmacopoeia Commission of the Ministry of Public Health, PR China, Guangdong keji chubanshe, Guangzhou, 1996

Botanica: i costituenti chimici della radice e delle altre parti della pianta in funzione del terreno

Dominique Delaporte

Introduzione

Tra i professionisti praticanti (fitoterapeuti) e i consumatori consapevoli c'è un abisso. Ma sia gli uni che gli altri si pongono delle domande, tanto sulle origini, il riconoscimento e l'identificazione delle piante quanto sulle loro attività farmacologiche. È dunque a partire da questi interrogativi che abbiamo, come Sherlock Holmes in erba, tentato di svelare il mistero del ginseng… semplicemente. Non a caso abbiamo usato il verbo "tentare", poiché la maggior parte delle informazioni presenti nei libri o su Internet non sempre confermano i risultati empirici ottenuti attraverso la pratica individuale di questa pianta adattogena[36].

Il nome comune, usato nel linguaggio corrente, non ci dice nulla se non che si tratta di un prodotto di origine orientale. In dialetto cinese possiamo identificare *gen chen*, o anche *jen shen*, in mandarino *len-shen*, e in sanscrito *ren chen* (a seconda delle opere di riferimento e della loro provenienza), che significa "uomo pianta" o "uomo radice", a causa della forma particolarmente riconoscibile che la radice assume durante la crescita. Questo dà una prima indicazione per orientare le nostre ricerche e l'identificazione dei veri e dei falsi ginseng. La radice raccolta in autunno è quella che ci interessa maggiormente per la sua concentrazione in principi attivi.

---

[36] Definizione generale: "Adattogena è una sostanza capace di indurre, in un organismo, un aumento aspecifico di resistenza, permettendo di controbilanciare i segnali dello stress e di adattarsi a uno sforzo eccezionale", Lazarev, 1957. Anche: "Le droghe adattogene devono rinvigorire il potere non specifico e la resistenza contro gli agenti stressanti, aumentare la capacità generale ad affrontare le situazioni di stress e dunque esercitare una certa forma di protezione rispetto alle malattie indotte dallo stress", Wagner, 1994.

P. Goetz, P. Stoltz, D. Delaporte, *Il ginseng* © Springer-Verlag Italia 2012

La semantica ci svela un po' di più su questa pianta. Consultando i lavori dei botanici, ci si accorge che il nome ginseng corrisponde a una "specie". Per quanto riguarda il genere, ne esistono di svariati, secondo le diverse origini geografiche: dalla Cina (ginseng detto cinese), Corea (ginseng detto insam o coreano), Siberia (ginseng detto siberiano) all'America del Nord (ginseng detto americano), e, di recente, alla Francia. Le forme e le caratteristiche, ben distintive in botanica, fanno la differenza tra "i veri e i falsi ginseng". Per essere ben compresi da tutta la comunità scientifica interessata, i botanici hanno messo a punto dei codici e delle convenzioni internazionali che ritroviamo nei "grandi erbari internazionali" (gli animali avevano l'istinto per riconoscere le piante, istinto che noi abbiamo perduto).

Gli erbari sono divenuti i garanti e domani saranno i custodi della nostra biodiversità, simbolo del nostro sapere e della nostra sicurezza; l'erbario definisce con una precisione crescente nel corso del tempo ciascuna specie vegetale. Mantiene ciò che abbiamo acquisito in un linguaggio comune. Infatti, la prima convenzione è nella "lingua", per comunicare tra paesi e culture diverse; la lingua utilizzata, morta, ma universale, è il latino, utilizzato nella maggior parte delle descrizioni mediche o scientifiche relative ad altri regni (animale, minerale…). Stabilita questa convenzione internazionale, è necessario attribuire un codice di riconoscimento mediante il nome: si utilizza il binomio genere/specie, che ci indica le caratteristiche primarie della pianta.

Ritornando al nostro studio, il genere dei veri ginseng è "*Panax*[37]" dal greco *pan* che significa "tutto" e *axos* che significa "cura", da cui la parola "panacea" Questo nome è stato attribuito dagli antichi Autori a molte piante e significa "rimedio di tutti i mali". Ricordiamoci che nella mitologia Panacea era una delle tre figlie di Esculapio, dio della medicina.

Di origine essenzialmente asiatica, il ginseng si identifica anche dal nome del botanico che l'ha scoperto: C. A. Meyer (botanico russo 1795-1855). Il termine botanico del vero ginseng risulterà dunque "*Panax ginseng* C. A. Meyer" (genere, specie, nome del botanico, o dei botanici in caso di revisione, e normalmente l'anno della scoperta o della revisione).

Le sue qualità farmacologiche eccezionali sono state messe in evidenza da più di 4000 anni in Cina nel più antico libro della storia dell'umanità, il *Pen Tsao*, redatto da uno dei tre leggendari imperatori (nonché medico) cinese, Shen Nung, che ha classificato 365 sostanze benefiche per l'uomo, una per ogni giorno dell'anno. La leggenda racconta che assaggiò ognuno dei rimedi per conoscerne gli effetti tossici e determinarne il grado di tossicità (forte, media e debole) corrispondente alla potenza di guarigione del rimedio in questione. Qui troviamo una delle prime descrizioni di *Panax ginseng*. La radice cresceva allo stato selvatico ai bordi dei burroni. Questo ci riconduce alle origini e alla storia botanica della radice attraverso il seme. Se-

---

[37] Definizione botanica del *Panax*: arbusto originario dell'America del Nord e dell'Asia (della famiglia delle *Araliaceae*), dalle foglie vivaci e i fiori ad ombrello, e la cui radice fornisce il ginseng, cultivar del *Panax*. http://fr.ca.encarta.msn.com/dictionary_2016021808/panax.html

condo l'opera sul ginseng di D. A. Taylor, 2006[38], l'origine del ginseng risalirebbe a più di 70 milioni di anni fa. Poiché l'apparizione delle piante risale a circa 120 milioni di anni e quella dei primi mammiferi a circa 65 milioni, il *Panax ginseng* sarebbe una delle piante che ha assistito all'alba dell'umanità; il suo DNA potrebbe contenere una parte della sua storia originale, ma anche quella della nascita dell'uomo. Se si segue il filo della storia, le prime piante sarebbero apparse nelle foreste cinesi, della penisola coreana e della Siberia, durante l'era secondaria. A questa epoca, il *Panax ginseng* nasce su una Pangea che ha già dato origine alla Laurasia. È verso la fine del Cretaceo che il 75% delle specie animali e vegetali spariscono, come i dinosauri, lasciando spazio a nuove specie animali e vegetali, tra cui probabilmente il *Panax ginseng*. Piogge di meteoriti, eruzioni vulcaniche, cataclismi di asteroidi hanno contribuito alla creazione di un terreno propizio per la crescita di una flora su un suolo ricco di limo e calcare, iniziato ben prima, durante le molteplici ere glaciali dal precambriano (2,3 milioni di anni) a circa 110000 anni fa e sparito completamente intorno ai 10000 anni fa. Il ghiaccio ha permesso agli uomini e agli animali di passare dall'Asia all'America attraverso lo stretto di Bering. È durante gli scambi "commerciali" tra i due paesi che il ginseng ancestrale ha probabilmente dato origine a specie differenti. È nell'Asia del Nord-Est e in particolar modo in Manciuria che si collocano le origini del *Panax ginseng*. Gli imperatori delle principali dinastie, gli Han (206 A.C. - 220 D.C.), i Ming (1368-1644) e poi i Manciù d'origine mongola che crearono la dinastia Qing (1644-1911), ne fecero il loro rimedio privilegiato, ed erano pronti a pagare delle fortune per ottenere le radici "selvatiche" (di piante spontanee). Per questo motivo la regione della Manciuria fu teatro di molteplici conflitti tra Cina, Russia, Mongolia e Corea; questi scontri hanno originato saccheggi e una dispersione delle ricchezze di cui il *P. ginseng* era in gran parte la posta. Verso il III secolo, la Cina chiese alla Corea di esportare massicciamente la radice di *P. ginseng*, chiamata allora *sansam*. Ma la radice "selvatica" scomparve, determinando la fine del mercato. Verso la fine del XVI secolo i contadini coreani provarono, istallarono e standardizzarono le tecniche di coltura per ottenere la perfetta ricostituzione del biotipo della radice selvatica. Le favorevoli condizioni climatiche e la speciale collocazione geografica contribuirono alla produzione del ginseng detto "semi-selvatico", che attualmente è strettamente controllato dallo Stato al fine di rispettare le condizioni *sine qua non* per ottenere una radice di qualità, detta *insam*. Dal XVII secolo, gli imperatori Manciù (di origine mongola) impongono dei prezzi accessibili solo a un'*élite*, allo scopo di dissuadere il popolo cinese dal consumo quotidiano. La radice selvatica diviene sempre più rara, per cui coloro che hanno la fortuna di trovarne, possono venderla a prezzo d'oro. Sono i padri gesuiti che portano la radice in Occidente. Si dice che Luigi XIV l'abbia utilizzata per le sue virtù afrodisiache fino alla fine dei suoi giorni. Il *Panax ginseng* C. A. Meyer entra nella Farmacopea francese nel 1818, ma solo di recente sarà realmente utilizzata in terapia.

Come abbiamo appena accennato, la difficoltà attuale è di trovare delle radici di piante spontanee di *P. ginseng*, poiché sono in via di estinzione, sia in Asia che in Canada;

---

[38] Il ginseng nella storia dell'umanità, *Ginseng, the divine root*. D.A. Tayor, 2006, Chapel Hill, Caroline du Nord, États-Unis, Algonquin Books.

ciò facilita il diffondersi di coltivazione su base tradizionale, che permette la produzione di radici "semi-selvatiche" più costose rispetto ai falsi ginseng di diversi paesi, ma creano confusione sui mercati per i non addetti ai lavori; in questi casi i ginseng portano il nome della regione di provenienza.

La coltura semi-selvatica è tanto più favorita quanto più ci si avvicina al meridiano di Pechino, caratterizzato da un clima continentale, con inverni duri ed estati più calde, che si estende tra il 20° ed il 50° parallelo e più presente nel Nord. Tutto ciò è ben descritto nello studio di D. Stephan, riguardante l'approccio patologico legato al clima secondo le medicine tradizionali cinesi (*Le Méridien* n°103, apparso nel 1994, versione Internet 2003).

La Cina del Nord, fino al 35° parallelo, fa parte della zona temperata, ma risente delle influenze dei monsoni. La zona temperata si divide in due grandi regioni: a Ovest, l'interno continentale, e a Est, la regione del Pacifico... Le temperature siberiane imperversano nell'estremo Nord della Manciuria: –40°C è la temperatura usuale per circa sei mesi l'anno. Il disgelo comincia solo verso la metà di aprile, ma il tempo resta instabile. In effetti, una giornata di maggio a 20°C può essere seguita l'indomani da una tempesta di neve e gelo a –10°C. Piove poco. Da giugno a settembre ci sono i monsoni e un susseguirsi di piogge e di caldo. A partire dal 15 ottobre i laghi cominciano a gelare.

Questo clima ricorda le condizioni climatiche preistoriche e quelle dello stretto di Bering quando il passaggio tra l'Asia e l'America era probabilmente libero, favorendo così l'apparizione del *P. ginseng*. Le foreste più importanti si trovano nel Nord-Est della Cina, in Manciuria, e più precisamente sul versante del Grande e del Piccolo Hinggan. Questo massiccio e una parte della pianura della Manciuria sono il dominio della taiga, e sono anche ricoperti di conifere e caducifoglie (betulla bianca, tiglio, castagno, pioppo, olmo...) che favoriscono la crescita del ginseng.

Oltre alla scomparsa delle radici "selvatiche" causata dal commercio, le condizioni della coltivazione in ambiente naturale sono compromesse dalla deforestazione intensiva di queste regioni, che provocano anche catastrofi naturali come l'inondazione del fiume Giallo.

Il Canada, in particolare il Sud-Ovest del Quebec e la regione dell'Ontario, dove il clima si presta alla coltivazione del ginseng americano (più scientificamente il *P. quinquefolius*), ha affrontato il medesimo problema ed è riuscito a mettere a punto un metodo simile alla coltivazione tradizionale [1]. I coltivatori canadesi hanno studiato perfettamente il metodo di coltivazione tradizionale praticata dai coreani, al fine di ricreare le condizioni ottimali necessarie allo sviluppo perfetto della pianta in termini di forma e principi attivi, offrendo così le qualità farmacognosiche [2] simili alla radice originale di *P. ginseng*. La storia botanica di questa pianta risale al 1715 quando il padre gesuita, Joseph-Francis Lafitau[39], missionario tra gli Irochesi, scoprì la radice allo sta-

---

[39] Schema del *P. ginseng* scoperto da padre Lafitau (1715) e riportato nel suo libro sul *P. quinquefolius*, Memorie Presentate a sua Altezza Reale Monsignore il Duca di Orléans, http://bell.lib.umn.edu/Products/ginseng.html

to selvatico nel sottobosco delle caducifoglie canadesi. Ottenne una descrizione botanica esatta del ginseng cinese da un altro padre gesuita, Jartoux, presente alla corte dell'imperatore cinese. È subito dopo questa scoperta che cominciò, attorno al 1720, l'esportazione e la successiva industrializzazione del ginseng selvatico nord-americano. L'annuncio di questa scoperta ebbe la stessa risonanza della scoperta di una miniera d'oro in California. Si apriva la caccia al ginseng, e tutti lasciavano il lavoro in fattoria per correre nei boschi. Il ginseng era essenzialmente raccolto dai cacciatori di pelli e dagli indiani, si vendeva allo stesso prezzo delle pellicce e successivamente, vista la sua rarità, a quello dell'oro; ma la cupidigia fu tale che i metodi atavici di raccolta e di essiccamento naturali, messi a punto dai coreani, non furono rispettati. Questo determinò il deprezzamento della radice tanto ricercata e spinse, a partire dal XIX secolo (1885), alla coltivazione industriale nello Stato di New York a opera dell'intermediario Georges Stanton, e successivamente in Ontario (Canada) nel 1916, per rimediare alla riduzione delle vendite di tabacco; la coltivazione si è in seguito diffusa dal Wisconsin al Maine e nella regione dell'Outaouais (Canada).

Gli studi condotti hanno supportato l'importanza dei metodi scientifici messi a punto dai coltivatori coreani per ciò che riguarda il clima, la composizione del suolo, l'illuminazione, il tempo di crescita prima della raccolta ed essiccamento, fattori indispensabili per ottenere la concentrazione ottimale dei costituenti chimici (dei principi attivi), segno della qualità del prodotto finale [1]. Guardando più da vicino le condizioni climatiche che favoriscono lo sviluppo della radice, allo stesso tempo rigide e delicate, si comprende che la pianta ha dovuto "adattarsi" al suo terreno, al tipo di coltivazione, al clima… prima di sintetizzare i principi attivi derivanti dal suo metabolismo secondario, tanto ricercati dai farmacologi. Le piante mettono spontaneamente in opera un sistema di adattamento chimico direttamente legato all'ambiente, detto "metabolismo secondario". Il metabolismo primario serve solamente alla nutrizione autotrofa e permette, attraverso la fotosintesi, l'elaborazione dei macronutrienti come le proteine, i glucidi e i lipidi che sono loro necessari. Questa è una caratteristica generale del mondo vegetale. Alcuni studi botanici più approfonditi, in corso in Canada, sono stati finalizzati per mettere in evidenza, attraverso markers botanici specifici, la concentrazione di principi attivi derivanti dalle condizioni citate precedentemente (coltivazione, clima, stagione, regione, luogo e qualità del suolo) e corrispondenti all'omeostasi della pianta (temperatura, pH, osmolarità e nutrizione). Questo punto è importante perché permette di "titolare" correttamente i composti attivi delle radici importate, anche se ridotte in polvere, in modo tale da poter differenziare i veri dai falsi ginseng attraverso una identificazione genetica (base della tassonomia e della sistematica moderna) e garantire la qualità e la sicurezza dei prodotti analizzati.

Tutto ciò permetterà di ottenere dei prodotti correttamente titolati, mettendo l'accento sulla correlazione rischio/beneficio (vedi il capitolo *Il ginseng: dagli elementi chimici alle indicazioni terapeutiche*). La radice "selvatica" tanto bramata nel corso dei secoli ha rischiato di sparire, in Canada, a causa del commercio e del lucro che ne derivava. È stata salvata giusto in tempo. I benefici antistress che il *P. ginseng* ci procura derivano direttamente dal suolo che l'uomo ha lavorato in modo ancestrale, con pazienza e rispetto. Lo studio della botanica ci mostra che esiste un legame tra l'omeostasi vegetale e quella umana sostenendo l'affermazione di Claude Bernard: "Il microbo non è nulla, il terreno è tutto".

Botanica dei ginseng: distinguere il vero dal falso

Definizione contemporanea della botanica e vocabolario botanico

Secondo il dizionario *Vulgaris-medical*, la botanica è definita così:

> *Il termine "botanica" indica la scienza che studia i vegetali. Si parla di un giardino botanico come di un luogo dove sono riunite le piante che si desidera studiare.*
>
> *La botanica studia tutte le piante clorofilliane eccetto i funghi, le alghe, i licheni, le briofite (muschi), le crittogame vascolari, le fanerogame (gimnosperme e angiosperme).*
>
> *La botanica si suddivide in: anatomia vegetale, morfologia vegetale, fisiologia vegetale, citologia vegetale, istologia vegetale...*

La botanica è nata da tutte le osservazioni e le ricerche fatte sul regno vegetale. Il primo ad aver lasciato una traccia del suo lavoro è Carl von Linné (1707-1778). Altri botanici sono seguiti e hanno anche, a volte, corretto le sue osservazioni; in questo caso viene aggiunto il loro nome. Ovviamente, se il botanico riconosce un reale errore di classificazione, viene apposto solo il suo nome. Come un investigatore, il botanico stabilisce dei raggruppamenti che gli permettono di trovare la denominazione giusta. Ma come per tutte le scienze empiriche viene il momento in cui la scienza moderna apporta delle prove che supportano o smentiscono le prime osservazioni; è la genomica, che ha permesso la verifica delle osservazioni e l'istituzione di erbari internazionali fondati sulla precisa comparazione genomica dell'elemento di riferimento; tali erbari sono caratterizzati da una lingua comune (una delle lingue morte): il latino. Viene conferito così un linguaggio scientifico alle osservazioni del terreno, sotto forma di binomio genere specie. Questo viene chiamato tassonomia: bisogna saper descrivere tutte le parti delle piante, che saranno in seguito utilizzate per la Farmacopea.

La suddivisione e la concentrazione dei suoi composti chimici sono differenti nelle diverse parti della pianta, secondo il luogo, il clima, la stagione e la qualità del suolo... e anche in base alle coordinate geografiche. Così specie diverse possono nascere sotto latitudini diverse, e questo è il caso del ginseng... o più scientificamente del genere *Panax*.

La pianta si compone (Fig.1a, *P. ginseng* C. A. Meyer, pag. 114) unicamente di:
* *frutti*, caratteristici delle angiosperme (a differenza delle gimnosperme, le angiosperme sono piante i cui ovuli sono sempre racchiusi in un involucro, chiamato ovario). Il vocabolario per la descrizione dei frutti si basa sulla posizione dell'ovario del fiore. Può essere infero, per esempio nell'iris, o supero, come nel papavero comune. Può essere un achenio (fragole), una baccha (ginseng), una drupe (uva), un baccello (piselli)... Può avere dei semi come l'uva, delle mandorle contenute nel nucleo come le pesche... Il ginseng presenta circa uno o più semi in ciascuna delle sue bacche;

- *fiori*, che rappresentano l'organo riproduttore maschile (stame) o femminile (pistillo) come nel *Ginkgo biloba* o ermafrodita (i due) come nel ginseng. La parte maschile si descrive con i seguenti termini: gli stami, il filamento, l'antera. La parte femminile prevede invece: il pistillo, l'ovario, lo stigma, lo stilo, i petali, i sepali, i ricettacoli e i peduncoli... l'androceo, l'apetalo, la brattea (o ipsofillo), il calice, il carpello, la corolla, il gineceo... e poi viene l'inflorescenza che rappresenta l'insieme dei fiori disposti all'estremità di un gambo che possono prendere il nome di capolino, di amento. La disposizione della parte aerea può essere a corimbo (fiori allo stesso livello su dei gambi più o meno lunghi), a cima, a spighe, a grappolo, a ombrella quando tutte le infiorescenze partono dallo stesso punto come nel caso del ginseng;
- *foglie,* che comprendono un lembo (o lamina), parte della foglia e un picciolo, che lega la foglia al gambo. Possono essere semplici, composte, essere situate sul gambo in posizione alterna oppure opposta. Possono avere delle rosette, essere verticillate, avere una stipola, guaine, ligule, lobi, essere sessili, palmate... Attenzione, bisogna tenere conto della crescita di una pianta, altrimenti si possono commettere degli errori di identificazione al momento dell'osservazione. Il ginseng ha delle foglie palmato-composte con 5 foglioline lungamente picciolate, inserite a verticillo;
- *gambi,* che possono essere descritti come annuali, biennali e perenni. Possono essere aerei o sotterranei (rizoma, tubero o bulbo) e i primi prendono il nome di caule se erbaceo, di suffrutice se legnoso solo alla base, di stipite se legnoso e non ramificato, di fusto se legnoso e ramificato. Possono inoltre essere eretti, prostati, reptanti (striscianti sul terreno e a tratti radicanti), e presentare una superfice liscia, rugosa, spinosa e un rivestimento diverso (peloso, villoso). Il ginseng presenta un gambo (caule) solitario alto 40-50 cm, cilindrico, semplice e liscio;
- *radici,* che a seconda della direzione e della ramificazione possono essere fascicolate, tuberose o a fittone. Fissano la pianta al terreno e presentano un'apice radicale. Altri organi sotterranei sono il bulbo, il tubero, il rizoma, gli stoloni. La radice di *P. ginseng* è detta diafana.

È molto probabile trovare sul mercato delle radici provenienti da diverse paesi, tra cui Cina, Corea, India, Vietnam, Tibet, Giappone, finanche l'America del Nord; molte denominazioni locali o comuni prendono il nome di ginseng: "ginseng della Siberia", "ginseng delle donne", "ginseng himalayano", "ginseng indiano"... Per definire ciascun ginseng bisogna studiare le differenti forme delle radici corrispondenti a ognuna delle denominazioni, che ci forniscono indicazioni sulle condizioni di coltura, sulla provenienza geografica e, dunque, sull'origine botanica. Infine, la tassonomia[40] che, con la sistematica è alla base della classificazione botanica, mette in evidenza la corrispondenza genetica del *taxon*, la pianta oriniginaria, con la sua appartenenza a una

---

[40] La tassonomia è la scienza che ha lo scopo di descrivere gli *organismi viventi* e di raggrupparli in entità dette *taxa* (famiglie, generi, specie, ecc.) al fine di poterli *identificare* (nominare) e classificare. È anche la scienza delle leggi e delle regole che determina la sistemazione dei metodi e dei sistemi di classificazione (*sistematica*). Questa scienza dispone ora di nuovi mezzi grazie alle nuove scoperte in campo genetico.

data categoria (famiglia, genere, specie). Ci permette di differenziare il vero che appartiene al genere *Panax* e la cui specie è chiamata *ginseng*. In funzione del luogo geografico della coltura, esistono diversi tipi di *Panax* e questa complessità ci spinge ancora più lontano nella ricerca. La nostra scelta di una selezione precisa ci porta alle origini storiche della radice: l'Asia, principalmente la Cina (ginseng) e la Corea (insam). Il ginseng e l'insam sono entrambi dei veri ginseng asiatici, descritti dal botanico russo C. A. Meyer nel 1843.

Un'altra specie di *Panax*, vicina al ginseng cinese, si trova in America del Nord, nel Quebec, e si chiama *P. quinquefolius* o *quinquefolium*, detta più comunemente "ginseng nord-americano". Le sue virtù terapeutiche e la forma della sua radice sono molto vicine a quelle del ginseng asiatico: entrambi contengono i ginsenosidi in concentrazioni differenti, anche se la maggiore concentrazione si ha nel *P. ginseng* C. A. Meyer. Anche il "ginseng della Siberia", conosciuto con il nome scientifico di *Eleutherococcus senticosus* Maxim. (eleuterococco o *Acanthopanax senticosus* [Rupr. et Maxim.]), fa parte della stessa famiglia, le *Araliaceae*, ma la sua radice differisce completamente da quelle delle due piante precedenti [3]. Una scheda sintetica focalizzata ci permette di considerare direttamente l'essenziale della classificazione, descrivendo: regno, famiglia, genere, specie, sotto-specie, sotto-specie ibrida, varietà, varietà ibrida, sotto-varietà, forma, forma ibrida. Tutto ciò fa parte della determinazione o dell'identificazione[41] delle piante (Tabella 1).

Descrizione generale delle Araliaceae

Questa famiglia di piante fa parte delle Dicotiledoni (con due cotiledoni, le due prime foglie sono nel seme, le nervature della foglia sono allora ramificate). Si contano quattro (o multipli di quattro) petali, cinque o multipli di cinque petali. Le Monocotiledoni, come indica il loro nome, presentano un solo cotiledone nel seme e si sviluppano con un apparato fogliare trimero, cioè multiplo di tre.

Quindi, è possibile identificarle da una prima osservazione dei fiori giovani o bianchi, riuniti in ombrelle[42] (come un ombrello giapponese rigirato dal vento) o in corimbo[43]. Sono regolari e composti di un calice a tubo saldato all'ovario con quattro-cinque denti molto corti, quattro-cinque petali liberi, caduchi, alternati con i denti del calice, quattro-cinque stami, inseriti, con i petali. Alla sommità del tubo che forma il calice, davanti a un disco saldato all'ovario si trova lo stilo, a stigma semplice; ovario infero. Il frutto è carnoso (bacca o drupa), a nocciolo ossuto, con due-cinque logge monosperme. Le foglie sono semplici, intere o lobate, senza stipola. La famiglia, nella sistematica, ci permette di orientarci verso il genere

---

[41] Buone pratiche di identificazione delle piante *Saskatchewan Herb and Spice Association* dell'Associazione Nazionale dell'Industria delle Erbe e delle Spezie, febbraio 2004.

[42] Ombrella: infiorescenza in cui i peduncoli sono attaccati allo stesso punto del gambo/stelo e si trovano tutti allo stesso livello.

[43] Corimbo: nome maschile, infiorescenza semplice indefinita, somigliante a un'ombrella.

Tabella 1 Sistematica e classificazione botanica [4] del ginseng vero e falso (le figure citate si trovano alle pagine 113-123)

Gruppo	Spermatofiti
Sottogruppo	Angiosperme
Classe	Dicotiledone o *magnoliopsida*
Sottoclasse	Dialipetali caliciforme (ricettacoli del fiore a coppa) (tra cui le *Rosaceae*)
Ordine	Ombrellifere (tra cui le *Apiaceae*)
Famiglia	*Araliaceae* (tra cui: l'edera rampicante, l'eleuterococco, il ginseng...)
Genere del vero ginseng (Fig.1b)	*Panax*
L'originale (*taxa*) Altre specie Sempre più utilizzate (*taxa*)	Fig. 1: (*Panax*) *ginseng* C.A. Meyer (specie asiatica: Cina, Corea) Fig. 2: *P. quinquefolius* L. o ginseng americano (specie nord-americana) Fig. 3: *P. trifolium* L. o *Dwarf ginseng* o ginseng nano (specie nord-americana) *P. pseudoginseng* wall. *var. notoginseng* (Burkill) F. H. Chen ex C. Y. Wu & K. M. Feng o sanchii (Yunnan [Cina]) Fig. 4: *P. pseudoginseng* wall. subsp. *himalaicus* H. Hara o ginseng himalayano (Nepal) *P. pseudoginseng*. Wall. var. *bipinnatifidus* (Seem) H.L.Li *P. pseudoginseng* mur. var. *elegantior* (Burkill) G. & CJ Hoo Tseng o ginseng perla Fig. 5: *P. japonicum* (Ness) C.A. Meyer o ginseng del bambù (Giappone, Yunnan...) Fig. 6 : *P. vietnamensis* Ha e Grushv. (Ha Thi Dung et IV Grushvitzsky) o ginseng vietnamita
Genere, specie, famiglia dei falsi ginseng	Fig. 7: Ginseng della Siberia (*Eleutherococcus senticosus*. Maxim. – eleuterococco) o *Acanthopanax senticosus* (Rupr. e Maxim.), *Araliaceae* Fig. 8: Ginseng delle donne (*Angelica sinensis*. L- Dong Quai o angelico cinese), *Apiaceae* Fig. 9: Ginseng peruviano (*Lepidium meyenii* Walp-maca o *Lepidium peruvianum* Ch.), *Brassicaceae*, es. crucifere Ginseng del Brasile (*Pfaffia paniculata* (Martius) kuntze-suma) *Amarantaceae* Ginseng indiano o *Withania somnifera* (L.) Dunal (*Solanaceae*)

Questa classificazione si può ampliare poiché esistono 166 specie di questo genere.

e di seguito, ma a volte non immediatamente, verso la specie e dunque verso i principali componenti chimici.

Sono state censite approssimativamente 172.000 specie, ripartite in circa 49 generi e 450 specie diffuse su tutta la superficie del globo, passando per alberelli o arbusti, liane e, più raramente, piante erbacee.

Le piante di questa famiglia più conosciute in Francia, a parte il nostro *P. ginseng* L., sono: l'edera rampicante (*Hedera helix* L.), la papaia (*Carica papaya* L.), il ginseng siberiano (*Eleutherococcus senticosus* Maxim. – eleuterococco) o *Acanthopanax senticosus* (Rupr. e Maxim.), l'edera marengo (*Hedera algeriensis* "gloria del Marengo") e l'aralia *(Fatsia japonica)*.

Descrizione comparativa applicata ai veri e ai "falsi ginseng"

Come vedremo, la morfogenesi, sotto-divisione della botanica, e le recenti evoluzioni scientifiche in materia di ricerche genomiche ci permettono di ottenere da un lato una migliore identificazione e dall'altro una maggiore sicurezza sulla specie e dunque sulla provenienza delle piante, come è stato costatato da un recente studio giapponese[44], permettendo la determinazione della natura dei costituenti di ciascuna specie e il riconoscimento del vero e del falso gingseng. A parte la prima identificazione, resta l'osservazione simile alle illustrazioni di Padre Latifau del 1715. I suoi schemi hanno attraversato i tempi, lasciandoci una traccia visiva della sua scoperta, che ci permette attualmente di avere un'idea più precisa delle sue osservazioni. Inoltre, il confronto con schemi più recenti mostra l'evoluzione delle piante nel tempo e nei luoghi geografici. Nei negozi o in natura (per i più fortunati), avrete solo questi mezzi per non sbagliarvi.

Confronto tra specie di Panax, essendo tutte dicotiledoni e facendo parte delle Araliaceae (Figg.1-6)

Panax ginseng C. A. Meyer o "ginseng asiatico"

Il primo ginseng è stato scoperto più di 4000 anni fa, di qualità quasi ancestrale, allo stato selvatico, detto "ginseng asiatico"; specie cinese, poi coreana sotto forma "semi-selvatica".

Il "ginseng cinese" o *Panax ginseng* C. A. Meyer: vedi la descrizione comparativa dettagliata riportata nella Tabella 2 e corrispondente alla Figura 1.

Il "ginseng coreano", con lo stesso nome di *Panax ginseng* C. A. Meyer, coltivato, viene detto "insam ginseng" invece che "sansam" come per il "ginseng selvatico". L'insam cresce tra il 33° e il 44° di latitudine Nord; è grazie a queste latitudini e al rispetto delle condizioni ataviche di coltivazione, che i coltivatori coreani hanno messo in opera nel corso del tempo, che il ginseng coreano è attualmente uno dei migliori. È consumato soprattutto rosso (metodo di essiccazione particolare), ma altre tecniche di essiccazione (sottopressione) più moderne conferiscono al ginseng bianco delle qualità superiori. La radice del ginseng semi-selvatico è simile a quella cinese, diafana e somigliante a un corpo umano, in coreano detta *in*, e, supportata dall'analisi dei suoi principi attivi, porta lo stesso nome scientifico. È grazie alla Corea e ai suoi coltivatori, pa-

---

[44] Species Identification from Ginseng Drugs by Multiplex Amplification Refractory Mutation system (Marms); Shu Zhu, institute of Natural Medicine, Toyama Medical and Pharmaceutical University, Toyama, Japan; Hirotoshi Fushimi, Shaoqing Cai, Departement of Natural Medicines, School, of Pharmaceutical Sciences, (Peking University, Beijing, P. R. China; Katsuko Komatsu 21st Century COE Program, Toyama Medical and Pharmaceutical University, Toyama, Japan.

zienti e rispettosi dei riti ancestrali, che i principi di coltivazione "semi-selvatici" hanno attraversato il tempo, i continenti e sono diventati il riferimento in materia, permettendo il mantenimento di una produzione di alta qualità.

La radice dell'insam, che deve avere almeno 7 anni, è costituita da un corpo principale al quale si aggiungono delle radici secondarie che gli donano una forma particolare simile al corpo umano, di colore giallo ambra; sembrerebbero esistere persino radici di 60 anni! Potreste trovare sul mercato delle radici sprovviste delle radici secondarie.

Questi sono i veri ginseng asiatici.

Panax quinquefolius L. o "ginseng nord-americano" (Fig. 2)
Frutto: una drupa di un rosso vivo a maturità e contenente da uno a tre semi.
Fiori: da sei a venti, minuscoli e bianco-verdastri, formanti un'ombrella che spunta dal centro del verticillo delle foglie.
Gambo: semplice, dai 20 ai 70 cm di altezza, che porta un verticillo composto da una a quattro foglie ciascuna composta a sua volta da tre a cinque foglioline oblunghe, finemente dentellate, da 6 a 15 cm di lunghezza e legate in modo tale da evocare le cinque dita della mano.
Radice: tuberosa, spesso biforcuta, che ricorda il ginseng asiatico, si attacca a un rizoma gracile, di colore giallo ambra, che si insinua nel suolo per una lunghezza compresa tra i 20 e i 30 cm.

Panax trifolium L. o "ginseng nano" nord-americano (Fig. 3)
Piccola pianta selvatica a crescita lenta, presente in Canada (Est e centro). Fiorisce a primavera.
Foglie: tre a cinque foglioline.
Fiori: da bianchi a verdastri.
Radice: piccola (chiamata anche nana) e globulosa.

Panax pseudo ginseng Wall var. o "ginseng himalaiano" (Fig. 4)
Fa parte della stessa famiglia degli altri, ci dilungheremo più sulla radice: tuberosa somigliante a una piccola carota, rossa, con qualche radichetta.

Panax japonicum (Ness) C. A. Meyer o "ginseng del bambù" (Fig. 5)
La radice è gracile, attorcigliante e rampicante, con numerose radichette, di colore biancastro.

Panax vietnamensis o "ginseng vietnamita" (Fig. 6)
Radice tuberosa colore ruggine, con qualche radichetta.
Tra tutti i *Panax*, soltanto la radice del *P. ginseng* presenta una forma di corpo umano.

Falsi ginseng (Figg. 7-9)

Viene spesso assegnato il nome di ginseng a delle piante che non lo sono. Si distinguono tra queste:

- il "ginseng di Siberia" (Fig. 7) (*Eleutherococcus senticosus* Maxim. – eleuterococco) o *Acanthopanax senticosus* (Rupr. e Maxim.), anche chiamato "cespuglio del diavolo" o "radice della taiga"[45] (vedi la descrizione comparativa p. 34, Tabella 2);
- il "ginseng delle donne" (Fig. 8) o *Angelica sinensis* L. – (cinese, *Dong Quai*, della famiglia delle *Apiaceae*, anticamente detta famiglia delle Ombrellifere). Il suo habitat e la sua origine la rendono una grande pianta vivace e aromatica. Originaria delle regioni montagnose fresche e umide di Cina, Corea e Giappone. Si raccoglie generalmente la radice vecchia di almeno tre anni;
- il "ginseng del Brasile" o *Pfaffia paniculata* (Martius) Kuntze – suma, della famiglia delle *Amarantaceae*. Si tratta di un arbusto o di una pianta erbacea selvatica, vivace, a foglie alterne o opposte, con inflorescenze paniculiforme che comprende 18 specie, di cui alcune coltivate. Tutte le parti della pianta sono utilizzate, ma le sostanze nutritive si trovano in maggiore quantità nelle radici;
- il "ginseng peruviano" (Fig. 9) o *Lepidium meyenii* Walp-maca o *Lepidium peruvianum* Ch. o maca, della famiglia delle *Brassicaceae*.
  La parte utilizzata è il tubercolo. Il suo habitat e la sua origine ne fanno una pianta vivace orticola, imparentata al ravanello e al crescione da giardino, che cresce solo su alcuni altipiani delle Ande (dai 3500 ai 4500 m d'altitudine) del Perù, e, in misura minore, della Bolivia; non appartiene al genere botanico *Panax*, ma ha delle virtù medicinali molto apprezzate e supportate da numerosi studi;
- il "ginseng indiano" o *Withania somnifera* (L.) Dunal (*Solanaceae*); in sanscrito è chiamato *Ashwagandha*, *Hayahvaya*, *Vajigandha*, in hindi *Asgandh*. Il suo nome indiano fa riferimento alla forza del cavallo, da qui i rimedi con lo stesso nome. Si utilizza generalmente la radice raccolta in autunno, ma anche la pianta e le bacche. La sua radice marrone biancastra, carnosa, ha un posto importante nella medicina indiana o ayurvedica come rinvigorente, anche sessuale. Contiene essenzialmente alcaloidi, lattoni steroidei e ferro.

Anche se tutte queste piante hanno un valore medicinale noto, non si possono equiparare al *P. ginseng* C. A. Meyer, né si può attribuire loro i suoi effetti. La differenza risiede nell'osservazione botanica e nella conoscenza dei costituenti chimici, differenti dai ginsenosidi.

La confusione che si è instaurata tra il ginseng siberiano (falso ginseng) e il *P. ginseng* (il vero) ci stimola ad approfondire l'argomento.

---

[45] La foresta boreale o taiga è un bioma e una formazione vegetale caratterizzata dalle sue foreste boreali di conifere, scientificamente chiamate *Aciculisylvae*.

Confronto, sulla base delle illustrazioni (Tabella 2), tra il vero ginseng, Panax ginseng C. A. Meyer (Fig. 1), detto "asiatico", e il falso ginseng Eleuterococcus senticosus, sinonimo Ancathopanax senticosus (Fig. 7) detto "siberiano", entrambe vere piante adattogene

Le due piante fanno parte della stessa famiglia, le *Araliaceae*, ma non della stessa specie.

La descrizione generale comparativa della pianta è riassunta nella Tabella 2 con la rispettiva illustrazione.

Descrizione del vero ginseng: *Panax ginseng*

Nome dato dagli Autori antichi a diverse piante e che significa "rimedio a tutti i mali". I cinesi gli hanno dato il nome di "ren shen"; appartiene alla famiglia delle *Araliaceae*, (Fig. 1 e 1b).

Questo ginseng è coltivato in Cina, Corea, Giappone e in Russia; cresce allo stato selvatico nelle foreste montagnose del Nepal, in Manciuria orientale, in Siberia orientale e in Corea, sul bordo dei burroni e dei roccioni; il ginseng si "affeziona" ovunque vi siano posti oscuri, umidi ed elevati. Ma la sua presenza allo stato selvatico è divenuta molto rara e il ginseng consumato in Occidente proviene generalmente da coltivazioni semiselvatiche; tutto ciò implica livelli di qualità differenti a causa sia della coltivazione che delle metodiche di essiccamento.

Descrizione della droga

Si tratta di una pianta erbacea a foglie caduche, dunque stagionali; in autunno cadono, permettendo alla radice di economizzare energia per la ricrescita. Quest'ultima si riproduce ogni primavera e inizia da un unico germoglio situato sulla parte superiore della radice, detto colletto. Il colletto è un rizoma rugoso che, allungandosi e penetrando in profondità nella terra, si contrae impercettibilmente formando una nuova ruga. È contando il numero delle rughe del rizoma che si può determinare l'età di una radice.

La radice si compone di tre parti, una "testa" o corona del rizoma nella parte superiore, il "collo" o corto rizoma e la radice propriamente detta che è bianca, carnosa, di forma cilindrica. Invecchiando, la radice si scurisce, si colora leggermente di bruno, si corruga longitudinalmente e si ramifica moltiplicando le lunghe e fini radichette che la prolungano. La radice del ginseng non deve mai essere raccolta in estate poiché, in questo periodo, tutta l'energia della pianta è concentrata sulla produzione dei semi; la radice perde pertanto una parte della sua sostanza per far nutrire questi ultimi.

La parte utilizzata ai fini terapeutici è la ben nota radice; la descrizione generale comparativa della pianta è riassunta nella Tabella 2 con un'illustrazione.

Tabella 2 Determinazione sul campo[46]: paragone tra il vero e il falso sul campo (Figg. 1a-b)

Parte della pianta	*Panax ginseng* **C.A. Meyer o** ginseng asiatico **(Figg.1 e 1b)**	*Eleutherococcus senticosus*. **Maxim. – eleuterococco o** *Acanthopanax senticosus* **(Rupr. e Maxim.) o ginseng siberiano (Fig. 7)**
Frutti che portano i semi (unicamente angiosperme)	Il frutto è una piccola bacca ovale, prima verde, poi a maturazione di un colore rosso vivo; contiene due semi. I frutti sono raggruppati a palla sulla sommità del gambo e appaiono a partire dal terzo anno dalla fioritura. Una volta raccolti, i semi possono essere seminati dopo un periodo di stratificazione, diminuendo così il tempo di quiescenza.	I frutti sono carnosi e non si aprono a maturità (non deiscenti); sono delle piccole bacche nere.
Fiori (organo riproduttore che produce i frutti)	Fiori biancastri, ermafroditi, sono raggruppati in numerose ombrelle; minuscole ombrelle biancastre appaiono a partire dal terzo anno. Sbocciano in giugno.	Fiori peduncolati, impiantati sul gambo o direttamente sul ceppo attraverso l'intermediazione di un peduncolo. I fiori arrivano allo stesso livello e il punto di partenza delle infiorescenze è comune e unico (ombrelle). Sono a simmetria radiale (detta anche assiale); i loro petali possono essere uniti. A livello degli stami: la fecondazione avviene attraverso la disseminazione del polline sugli organi femminili della pianta quando essa è ermafrodita o sulle piante femminili quando i fiori sono dioici. Il polline può essere disseminato dal vento e dagli insetti. L'antera, parte essenziale degli stami, contiene il polline (o polvere fecondante), in una o due cavità dette teche o sacche polliniche. Piccoli fiori, sono di colore differente a seconda del sesso: i fiori femminili o ermafroditi sono giallastri e i fiori maschili violetti. Sono raggruppati in ombrelle terminali e i loro frutti sono detti semplici, poiché ciascuno è portato da una sola parte di ogni fiore.
Foglie	I rami, lunghi dai 30 ai 50 cm, portano delle foglie palmate a cinque foglioline allungate, ineguali. Le foglie sono composte in più foglioline che possono sia partire da un solo punto (asiatico) sia essere disposte ai due lati dell'asse (americano). Sono di forma ovale, più o meno allungate, con la base più larga o la sommità più larga, il bordo è dentato profondamente in modo molto variabile. Sono munite di un piccolo stelo (picciolo) che si inserisce sul gambo principale (picciolate).	Palmate, lungamente picciolate, divise da tre a cinque foglioline spinose, composte, il loro bordo è di conseguenza diviso in molteplici foglie secondarie indipendenti o foglioline che possono sia partire da un solo punto che essere disposte sui due lati di un asse. Ogni foglia è oblunga, come un rettangolo arrotondato con il bordo dentato (a punta o arrotondato). Le nervature sono palmate e tutte le foglie sono collocate in questa categoria. La foglia è munita di un piccolo stelo (picciolo) che si inserisce sul gambo (picciolata), senza viticcio, di tipo cilindrico, pieno, senza lattice e spinoso (ricorda la classificazione: *Rosaceae*).

(continua→)

Tabella 2 (*continua*)

Parte della pianta	*Panax ginseng* C.A. Meyer o ginseng asiatico (Figg. 1 e 1b)	*Eleutherococcus senticosus*. Maxim. – eleuterococco o *Acanthopanax senticosus* (Rupr. e Maxim.) o ginseng siberiano (Fig. 7)
Gambo	Il gambo, cilindrico, semplice, liscio, dai 40 ai 50 cm, può arrivare anche fino a 70 cm, porta delle foglie lungamente picciolate, divise in cinque foglioline ovali e dentellate.	Il gambo è rigido, ricoperto di una scorza (legnosa). Si presenta sotto forma di arbusto o cespuglio con numerose ramificazioni che partono dalla base.
Radice	La radice del vero ginseng è diafana, di colore giallo ambrato, biancastro, compatta, mai spugnosa. Questa radice può essere semplice, ma è spesso divisa in due, tre o anche quattro radici legate tra loro per una certa lunghezza nella parte superiore (concrescenti). Assomiglia alla mandragora o a un uomo con le sue gambe. Questa radice ha un sapore dolce, zuccherato, che ricorda quello della liquerizia. Può arrivare a maturità tra i 6 e gli 8 anni e misurare 10 cm e oltre.	È la parte sotterranea della pianta, si sviluppa in un luogo oscuro e chiuso. È specializzata nell'assorbimento dell'acqua e delle sostanze minerali grazie ai peli assorbenti; la conduzione e la fissazione della struttura primaria della radice è organizzata a partire da un meristema terminale protetto dalla cuffia (o caliptra). Nella maggior parte delle dicotiledoni, questa struttura primaria evolve in una struttura secondaria che permette la crescita in spessore. Il ginseng siberiano è una radice ramosa, priva di rizomi carnosi tipici degli altri ginseng.
Famiglia	*Araliaceae* È una pianta terrestre, ricca di fiori, i cui semi sono racchiusi nei frutti (angiosperme), a gambo flessibile (erbacee). È anche una pianta vivace a foglie caduche. Ogni autunno, il suo fogliame cade e la radice sopravvive durante l'inverno, e concentra da un anno all'altro i principi attivi che rinvigoriscono l'organismo umano.	*Araliaceae* Arbusto, con rami diritti densamente ricoperti di spine sottili. Piante terrestri a fiori i cui semi sono chiusi nei frutti (angiosperme).

Descrizione del falso ginseng: Eleutherococcus senticosus, sinonimo Acathopanax senticosus (Fig. 7)

Detto comunemente eleuterococco o ginseng siberiano, i cinesi lo chiamano "ci wu jia"; la parte utilizzata è principalmente la radice e più raramente le foglie. La radice è ricca di glicosidi ed eleuterosidi.

Origine e habitat

Cresce abbondantemente e spontaneamente in Siberia orientale, ma lo si trova anche in Corea, in Giappone e nelle provincie cinesi di Shanxi e di Hopei.

Cresce essenzialmente nelle foreste e tra le conifere di montagna, a volte nelle piantagioni di castagni, ai piedi delle falesie, molto raramente nelle regioni boscose di alta montagna. Il ginseng siberiano è un'acquisizione relativamente recente per la medicina occidentale, ma ha rapidamente guadagnato una reputazione simile a quella del ginseng cinese, già noto e più caro. Detto ciò, sebbene la chimica delle due droghe vegetali differisca, i lori effetti sembrano essere simili.

Raccolta e conservazione dalla tradizione ai nostri giorni. Influenza della raccolta sulla resa dei principi attivi del ginseng bianco e rosso

È dunque in autunno, quando la vitalità della pianta si concentra nella radice, che essa deve essere dissotterrata; almeno tra il 6° e il 7° anno, seguendo il metodo di coltivazione ancestrale, rispettando i tempi di riposo equivalente al tempo di crescita della pianta. Sono state trovate anche radici di 60 anni. Più la radice invecchia, più è ricca in principi attivi e di fatto più è ricercata e ha più valore. Si potrebbero così ottenere delle radici pregiate, tuttavia bisogna anche vigilare sulla qualità dell'essiccamento, tappa fondamentale perché durante l'essiccamento la qualità delle radici può diminuire rapidamente. *La metodica di essiccamento tradizionale consiste nello stendere le radici in un solo strato su grate in una stanza riscaldata a temperatura controllata e ventilata.* Le radici di *P. ginseng* sono commercializzate sotto i nomi di ginseng bianco e ginseng rosso. Queste denominazioni sono date sulla base dei differenti colori che prendono le radici al momento della preparazione. Per il ginseng bianco, le radici sono lavate ed essiccate al sole oppure si effettua uno sbiancamento per circa 3-5 min. con l'acqua bollente, seguito da un essiccamento a 60°C. I coreani lo lasciano seccare a lungo nel loro granaio, e questo permette ai principi attivi di concentrarsi. Per il ginseng rosso, lo si passa nell'acqua bollente o nel vapore d'acqua per una mezz'ora prima di procedere all'essiccamento. È il ferro contenuto nella radice che, riscaldandosi, ottiene questo colore per ossidazione. Questo spiega la differenza tra i due colori del ginseng che si trovano sul mercato. Il *P. ginseng* rosso avrebbe un'azione maggiore dovuta alla concentrazione e alla trasformazione cui vanno incontro i principi attivi con il calore.

La morfogenesi ambientale, tra genotipo e fenotipo: una storia di DNA genomico che porta ai principi attivi utili per l'uomo

Dal metabolismo primario al metabolismo secondario, ai costituenti della droga

La pianta è un individuo che vive in omeostasi con il suo ambiente, e soprattutto la sua storia vegetale induce la sua evoluzione attraverso il tempo.

Il suo "metabolismo primario" gli garantisce mediante la fotosintesi una nutrizione necessaria alla sua sopravvivenza. Il suo unico handicap è che non può spostarsi, almeno nel senso che noi umani intendiamo. Perciò la pianta deve adattarsi con le proprie risorse a qualsiasi stress che incombe. Quindi, ha elaborato delle sostanze chimiche chiamate principi attivi che le permettono di lottare contro qualsiasi aggressione ambientale, ciò che noi definiamo come "metabolismo secondario". Dunque, la crescita della pianta dipenderà dal metabolismo primario o "alimentare", e i principi attivi ottenuti dal "metabolismo secondario" saranno, in maniera dose-dipendente, direttamente correlati allo sviluppo della pianta, alla sua capacità di sintetizzare e ad altre condizioni relative all'habitat.

Infatti, dalla morfogenesi delle piante dipende la qualità dei principi attivi che saranno in seguito estratti. Questa morfogenesi tanto ricercata è l'espressione del genotipo in fenotipo, ma è anche direttamente legata alla plasticità cellulare primaria, a sua volta correlata all'insieme ambientale.

Analizzando più da vicino i metodi di coltivazione semi-selvatici messi a punto dai coreani riguardanti l'ombreggiatura e gli studi realizzati per confermarla, ci si accorge che la tradizione ancestrale si ricongiunge alla scienza moderna.

La pianta, qualunque sia, ha bisogno di un ambiente peculiare che le è proprio per potersi sviluppare nelle condizioni ottimali e perpetuare il suo genere e la sua specie. Queste condizioni sono strettamente correlate alla modalità di coltivazione, al suolo, al pH, alla posizione geografica, al clima. Una vera sinergia per trovare, tra tutte le condizioni, quella necessaria al conseguente sviluppo di una particolare morfogenesi generatrice di prodotti attivi specifici per il genere e per la specie. Nelle condizioni ottimali tutti gli elementi sono riuniti affinché il fenotipo possa esprimersi sotto l'influenza di ormoni, che agiscono sull'elongazione *via* la plasticità cellulare primaria, e di enzimi, che agendo come forbici e colle molecolari, catalizzano le reazioni.

La natura è organizzata in modo tale che i tessuti vegetali apicali, formando un germoglio (meristema all'estremità opposta delle piante, gambo, foglia e radice) presentano elevate concentrazioni di fitormoni che controllano, a seconda della loro concentrazione, la crescita di ciascuna parte della pianta.

Tra questi l'*auxina*, secreta dall'apice o parte terminale del gambo o meristema caulinare o gemma terminale, che dà il nome al fenomeno di crescita, l'auxesi, scoperto nel 1926 da Went. Questo fenomeno è significativamente favorito dalla presenza di calcio, che induce una maggiore concentrazione di potassio che a sua volta determina l'aumento di acqua nel vacuolo; tutto questo processo determina l'inizio della stimolazione della crescita per distensione. La sintesi di questo fitormone inizia a partire dal triptofano che si localizza prevalentemente nelle parti terminali aeree (meristema apicale, gemma caulinare) e attraverso la via di circolazione discendente raggiunge le altre parti della pianta allo scopo di controllare, con la citochinina, la via di circolazione ascendente, l'organogenesi.

L'auxina naturale è sensibile alla luce, ma avida di calcio; si localizzerà preferenzialmente a livello basale (meristema della radice) favorendo così la rizogenesi; ma attenzione, è stato detto che "è la dose che fa il veleno" (Paracelso 1493-1541), e anche *una elevata concentrazione di auxina è tossica*. Di conseguenza la scelta del concime *giusto* è importante per ottenere una bella radice.

Inoltre, studi condotti negli Stati Uniti hanno dimostrato il ruolo del calcio legato all'auxina e al geotropismo: "Il modello di More ed Evans stimolerà senza alcun dubbio delle ricerche complementari sul gradiente di calcio e l'effetto sul geotropismo delle radici" [3]. Da qui l'emergenza di concimi "bio" che rispettano l'ambiente e le caratteristiche di crescita del vegetale, e che si possono adattare alla coltivazione del *P. ginseng*.

Si segnala anche la *citochinina*, sintetizzata in tutte le parti della pianta, ma in particolar modo nelle radici, embrioni e frutti, sedi della crescita cellulare. "Rapporti molari elevati di citochinina rispetto all'auxina inducono lo sviluppo del germoglio, laddove i rapporti elevati auxina /citochinina favoriscono lo sviluppo delle radici" [5]. Questo esperimento, condotto sui tessuti vegetali, dimostra l'importanza del rapporto delle concentrazioni dei fitormoni nel controllo della crescita cellulare.

Un altro studio condotto sulla vite, nella parte riguardante i segnali ormonali, mette in evidenza l'importanza di questo rapporto nello sviluppo delle bacche in generale e quindi i frutti del ginseng; comunque "il controllo ormonale dello sviluppo della bacca e della sua maturazione è poco conosciuto. L'auxina, le citochinine e le gibberelline sono presenti in concentrazione massimale nella polpa, poi la loro concentrazione decresce in maniera significativa nel corso della maturazione" [6].

Comunque, un eccesso di alcuni di questi ormoni potrebbe provocare delle patologie tumorali come la galla (o cecidio) del colletto, scatenata da un danno al colletto della pianta da parte di un batterio, l'*Agrobacterium tumefaciens*, che ne stimola una produzione eccessiva. Tanto più che la struttura chimica della citochinina è basata su una molecola di adenina e quindi suscettibile di produrre delle purine. Ma tutto ciò potrebbe ugualmente essere una porta aperta a patologie ancora non conosciute, visto anche che l'alimentazione e alcuni medicamenti attuali sono basati sul DNA ricombinante. Ricordiamoci che una proteina dell'alimentazione, che sia di origine animale o vegetale, resta una proteina, solo la sua biodiversità varia; noi siamo degli onnivori capaci di metabolizzare le molecole geniche naturali di differenti regni.

Infine *la gibberellina*, l'ormone scoperto in Giappone (Yabuta e Sumiki, 1935) nel riso colpito da gigantismo, fattore legato a un fungo, il *Gibberella fujikuroï*, potrebbe favorire la crescita dei vegetali, come le piante nane che ne sono sprovviste. È sintetizzata a partire dai terpeni nei tessuti attivi come il meristema dei germogli giovani, che legati alle risorse enzimatiche specifiche determinano la struttura dell'organismo vivente. Le cellule vegetali sono costituite da vacuoli, delle specie di sacche riempite di un liquido necessario alla cellula; occupano la parte centrale limitata dalla parete secondaria rigida, legnosa, rispetto alla parete esterna (flessibile e permeabile, sede della plasticità controllata dall'influenza ormonale, genomica e ambientale) e collaborano ai fenomeni di osmosi.

L'insieme di queste influenze fa parte dell'omeostasi e della vitalità vegetale; come constaterete, l'omeostasi umana non è poi così lontana.

Dal sottobosco degli alberi frondosi all'acereta: ecosistema

La vegetazione favorevole allo sviluppo della radice di *P. ginseng* (asiatico) e di *P. quinquefolius* (americano) è rappresentata per entrambi da foreste di alberi frondosi spesso combinati a delle conifere.

In Asia, le regioni della Manciuria, della Corea, del Giappone hanno questo tipo di biotipo indispensabile.

Le foreste di queste montagne comprendono attualmente delle conifere, pini, abeti, larici, come in Europa, con in aggiunta delle specie endemiche che conferiscono alla vegetazione una grande originalità, ma con differenze rispetto alle foreste originali. Le foreste di alberi frondosi sempreverdi sono costituite da specie appartenenti alle querce, ai lauri e alle magnolie. In Corea, le foreste originali sono completamente scomparse; comunque, dalle pianure alle montagne, si osserva una successione di specie che si sono adattate a un clima sempre più freddo, come sulle Alpi.

In Canada, gli alberi frondosi comprendono l'acero da zucchero, altamente dominante, il frassino, il tiglio d'America, il faggio a grandi foglie, il noce, la quercia rossa, la betulla gialla, il corniolo a foglie alterne…

Tutti questi alberi offrono rispettivamente le condizioni ideali per la coltura di *P. ginseng* (di Manciuria e di Corea) e di *P. quinquefolius* (del Canada) e si avvicinano ai metodi di coltura semi-selvatica coreana.

Le loro foglie, generalmente legnose, cadendo conferiscono l'humus necessario abbassando il pH intorno a 6. Le foreste montagnose d'Asia formate da enormi alberi possono arrivare fino a 60 m e l'acero del Canada offre l'ombra ideale e specifica per la morfogenesi della radice. I coltivatori canadesi, specializzati nella produzione di sciroppo d'acero, sono felici di poter contribuire a questo sviluppo favorevole all'ecosistema globale e che può apportare loro un introito supplementare non trascurabile.

Nonostante la buona convergenza dei climi e le condizioni ambientali quasi simili, la concentrazione in ginsenosidi resta superiore in Asia.

Biosintesi dei principi attivi in omeostasi con l'uomo: una storia di terreno

La biosintesi dei principi attivi da parte della pianta può avvenire solo grazie a delle condizioni ambientali adeguate. Tutti gli studi riguardanti il *P. ginseng* [1] supportano la tesi secondo la quale è importante rispettare delle regole rigorose, messe a punto dai coltivatori coreani. Le foreste di alberi frondosi, sottoposti a un clima continentale vicino al meridiano di Pechino, restano evidentemente le migliori condizioni di crescita. Guardiamo più da vicino queste condizioni:

- il suolo: la radice apprezza un modo di coltivazione atavico, rispettoso dell'ambiente (tempo di riposo equivalente al tempo di raccolta di 7 anni); deve imperativamente essere costituito da un equilibrio proporzionato di aria, acqua, concentrazione minerale e luce, che favoriscono l'omeostasi della pianta. Per il *P. ginseng*, è fortemente sconsigliato un terreno argilloso, a causa della forte ritenzione idrica che potrebbe privare di nutrimento le radici e mantenere la temperatura del suolo troppo fredda, impedendone la germinazione. Per quanto riguarda il terreno sabbioso, le radici ottenute saranno di qualità inferiore, poiché diventano troppo lunghe e hanno la tendenza a indurirsi durante l'essiccamento. Il terreno ideale è sia un terriccio limaccioso (5% di argilla, 70% di sabbia molto fine e/o 22% di limo, 37% di ritenzione idrica, il resto materia organica) sia un terriccio sabbioso (15% di argilla, 30% di sabbia molto fine, e/o 52% di limo, 39% di ritenzione idrica, il resto materia organica), con pH vicino al 6. Entrambi consentono una ritenzione idrica adeguata associata a un buon drenaggio che è alla base dei terricci fertilizzanti. Facili da lavorare, si scaldano più velocemente in primavera (Oliver e Lierop, 1987);

- il terreno deve essere ricco di minerali e materia organica, ben drenato, armoniosamente suddiviso tra terra e sabbia, che devono restare umide. In teoria, la radice può crescere liberamente in un miscuglio di terra di brughiera e sabbia, ma non in un terreno argilloso che impedirebbe l'assorbimento e di conseguenza la crescita della radice. In questo tipo di terreno si sviluppa una radice lunga, poco concentrata in principi attivi a causa di un significativo "idrotropismo". Quindi, se decidete di intraprendere una coltivazione nel vostro giardino, dovreste fare una perizia sulla qualità del terreno inviando un campione all'INRA;

- il pH o l'acidità del suolo, secondo alcuni studi, non deve superare il valore ottimale di 5.5 per poter favorire una buona crescita e stimolare la plasticità cellulare primaria. La terra dovrebbe avere lo stesso pH del sottobosco (simile a quello delle acerete candesi), luogo privilegiato dalla radice, a cui sarà così garantito l'humus che favorisce la sua crescita. Nella tradizione, i contadini mettevano pazientemente da parte le foglie e le conchiglie dei frutti di mare finemente triturate al fine di mineralizzare la terra (apporto di calcio che favorisce il richiamo dell'auxina; vedremo in seguito l'importanza dei fitormoni); aggiungevano anche elementi organici ottenuti dal letame degli animali di allevamento. La coltivazione si effettua in diverse tappe e le radici sono raccolte al termine del settimo anno. Bisogna ricreare l'ambiente del sottobosco sia nell'intensità della luce che nel tasso di umidità. Tutti questi elementi supportano l'uso del terreno di brughiera a pH acido.

Un clima temperato con un periodo di almeno cento giorni tra lo 0° e i 10° C è necessario per il periodo di quiescenza della radice, mentre la parte aerea cresce più facilmente tra i 15° e i 18°C. L'intensità della luce non deve superare il 20%, l'illuminazione deve essere simile a quella del sottobosco di alberi frondosi o un irraggiamento solare diffuso. I contadini facevano ombra di solito costruendo dei tetti di paglia che permettono sia un' illuminazione costante che la protezione della pianta contro qualsiasi cambiamento climatico nocivo per il suo sviluppo. Bisogna avvicinarsi quanto più è possibile alle condizioni ambientali naturali della pianta. Per ottenere un drenaggio sufficiente e costante, l'inclinazione del terreno deve essere tra il 2 e il 15% di pendenza con un orientamento verso Nord, il lato più fresco.

La raccolta delle radici si fa dopo circa 6-8 anni di coltivazione, a riposo, ovvero quando le parti aeree sono cadute e le radici entrano in quiescenza, ossia verso metà-ottobre. Ha sempre luogo in autunno, il momento in cui i principi attivi sono maggiormente concentrati nella radice, mentre in primavera la concentrazione dei principi attivi si localizza nelle parti aeree (foglie, fiori) che daranno in seguito i semi che saranno raccolti in estate e che saranno a loro volta ricchi di tutta l'energia necessaria allo sviluppo della futura radice.

La semenza non si raccoglie prima del terzo anno e si effettua solo al momento in cui le bacche diventano di un bel rosso vivo. La raccolta dei semi aumenta con il tempo e diventa una fonte apprezzabile di guadagno per i produttori.

Attualmente si possono trovare in vendita in Francia dei semi presso rivenditori autorizzati, ma anche su Internet nelle vendite all'asta.

Determinazione dei principi attivi: markers botanici, garanzia di qualità e ricerca genomica

I markers botanici ci permettono attualmente di determinare scientificamente la qualità delle piante e soprattutto di identificarle. Le confusioni tra le specie erano molto frequenti e potevano anche essere pregiudicanti, per questo è molto importante determinare l'identità precisa di ogni individuo botanico. Il marker botanico specifico è nato sulla base dello studio del genoma e della ricerca sul DNA, così: "I genotipi dei due genitori e dei loro discendenti sono in seguito analizzati con l'aiuto di markers, siti di restrizione, RAPD (*amplified polymorphic DNA*) e AFPD; questi markers devono essere diversi nei genitori. Tutti i caratteri morfologici riguardanti i genitori e i discendenti sono in seguito controllati e poi localizzati in funzione dei legami con il marker molecolare. Questa tecnica esige in generale l'uso di programmi statistici sofisticati per stabilire le relazioni di legame (*linkage*)" [5]. Le altre tecniche possono servirsi dell'HPLC (la cromatografia liquida ad alta prestazione). I ricercatori botanici sia in Francia (all'INRA) che in Canada (2002) si sono impegnati nel mettere a punto un mezzo di identificazione che permetta quanto più è possibile di limitare gli errori. Se queste nuove tecniche genomiche, che cominciano a essere di aiuto per la botanica sul campo, si sviluppassero, permetterebbero di procedere a delle analisi certificanti la filogenia. Anche la geografia si interessa a questo tipo di ricerche.

Uno studio eseguito sul polline utilizza questa tecnologia al fine di stabilire un rapporto di "marcatura" e di topologia, cosa molto delicata. La coltivazione di *P. ginseng* non sfugge, tanto più che tutto ciò può aumentare le possibilità di vendita. Effettivamente, il fatto di poter marcare le piante permette di stabilire un titolo di qualità all'estratto selezionato, e di determinare con precisione la concentrazione dei principi attivi. L'impiego dei markers botanici consentirà l'immissione sul mercato di prodotti di qualità, quantificabili, correttamente titolati e dunque sicuri per i consumatori, ma probabilmente il prezzo salirà con la qualità. Attualmente sono presenti sul mercato *P. ginseng* "bio", di fabbricazione e di qualità farmaceutiche, di prodotti naturali titolati. In conclusione, il problema dell'identificazione delle piante è diventata una priorità in Cina nell'ambiente della medicina naturale, e la risposta è la genomica.

Dalla botanica alla Farmacopea cinese: una storia di Yin/Yang

La leggenda racconta che "il ginseng sarebbe nato da un lampo che avrebbe colpito un ruscello di montagna, realizzando l'equilibrio perfetto dei cinque elementi cinesi: aria, legno, acqua, fuoco e terra, donandogli una potenza straordinaria".

Secondo la Farmacopea cinese, la medicina tradizionale cinese utilizza le piante nella pratica quotidiana che obbediscono alla filosofia del *P. ginseng* al fine di restaurare i cinque organi (fegato, cuore, milza, polmone, reni) che non sono altro che una corrispondenza dei quattro organi emuntori (fegato/intestino, polmone, pelle, rene), essi stessi correlati ai quattro elementi (fuoco, aria, terra, acqua) della medicina non convenzionale europea. Questi cinque organi sono direttamente legati allo Yin/Yang, elementi dove circola l'energia vitale chiamata *Qi* o *T'chi*, ossia la forza vitale per gli europei formati alle medicine naturali. Questo principio fondamentale della Farmacopea circola attraverso i cinque movimenti o i cinque elementi (legno, fuoco, terra, metallo, acqua). Il nome Cina significa "legge di Mezzo" dell'equilibrio, la fitoterapia cinese non fa eccezione; attraverso la sua Farmacopea, sarà sempre alla ricerca di questo equilibrio Yin (femminile)/Yang (maschile). Di fatto per arrivare a praticare l'arte ancestrale, c'è bisogno che gli elementi di base (le piante) corrispondano a questi criteri, dunque che i principali costituenti ne siano il riflesso. Come abbiamo accennato precedentemente, la coltivazione, il luogo di crescita e il clima influiscono sulla produzione e la concentrazione dei principi attivi che daranno quei rimedi che sono utilizzati in questa filosofia ancestrale.

Nella filosofia energetica orientale, si parte dallo Yang (radice concentrata in principi attivi)/Yin (sotto la terra fredda ed umida, l'acqua), per andare verso lo Yin (espansione)/Yang dei principi attivi nelle parti aeree (aria), ricettacoli della fotosintesi (sole).

Se noi vivessimo su un altro pianeta, le piante avrebbero, come noi d'altronde, un'altra struttura chimica, il tutto essendo strettamente correlato alla plasticità cellulare che è fatta per questo tipo di adattamento, di forma e di crescita generale dei vegetali.

Seguendo lo studio comparativo tra *P. ginseng* ed *Eleutherococcus senticosus* Maxim. – eleuterococco o *Acanthopanax senticosus* (Rupr. e Maxim.), queste due piante sono adattogene (consultare la parte dedicata alle piante adattogene), ma il ginseng asiatico (Cina, Corea) è più stimolante, ed è considerato in medicina tradizionale cinese come il più "caldo". L'uso del ginseng siberiano sarà dunque privilegiato nel caso in cui la stimolazione non è auspicabile, per esempio nell'ipertensione o quando il paziente ha un temperamento "caldo" e sul quale avrebbe un'azione più mite. Tutta questa differenza di effetto si avvertirà clinicamente a livello del sistema nervoso autonomo. Così l'apporto delle conoscenze botaniche ci informa anche sulle relazioni tra i principi attivi e la medicina tradizionale cinese (MTC) nella quale i ginsenosidi sono considerati più "caldi" degli eleuterococchi.

Nella Farmacopea cinese come nell'alimentazione o *T'chi Qong* dietetico, le piante o gli alimenti sono classificati secondo le loro azioni specifiche sul corpo. Si classificano in caldi, tiepidi, neutri, freschi e freddi. Il principio è contemporaneamente semplice e complesso e obbedisce alla legge dei cinque elementi che segue l'energia taoista dello Yin (freddo) e dello Yang (caldo). Quando qualcuno ha un raffreddamento o un'energia perversa (contraria all'equilibrio della sua salute), bisogna correggere con l'energia contraria: un raffreddamento necessiterà di un riscaldamento e *viceversa*, dunque caldo-freddo o freddo-caldo. Invece, in caso di disfunzione organica, la medicina cinese ricorre alla stessa azione, ovvero caldo-caldo o freddo-freddo. Nella Farmacopea tradizionale cinese, il ginseng siberiano, detto anche *wu jia pi,* è consigliato come tonico per il fegato e i reni; questo corrisponde all'energia necessaria per fortificare i tendini e le ossa e in caso di una debolezza generale. Con questo approccio, (ogni organo corrispondente a un organo dei sensi e a un'emozione) si dà direttamente una indicazione al medico che curerà il paziente nella sua globalità: corpo, emozione, ossia spiritualità. Per esempio, il fegato corrisponde agli occhi ed è in relazione con l'emozione della collera, da qui l'espressione dei rimedi fitoterapici per il fegato detti piante coleretiche! D'altro canto, i cinque elementi sono legati alle quattro stagioni e anche ai punti cardinali. Così, secondo la MTC, l'Est corrisponde all'Asia, all'elemento legno e a un'alimentazione piuttosto vegetariana: gli asiatici mangiano con le bacchette di legno e l'alimentazione proviene essenzialmente dal mondo vegetale, che rappresenta, come per i giapponesi, la loro terapia primaria; invece l'Ovest corrisponde all'elemento metallo: gli Occidentali sono piuttosto onnivori e mangiano con le posate di metallo... Così la MTC apporta alla botanica la sua cultura attraverso la prospettiva della sua filosofia in armonia con la saggezza e l'energia della natura.

Uno studio scientifico condotto dal Dr. Jean-Marc Stephan, apparso nel numero 103 (anno 1994) della rivista *Méridiens* e su Internet nel gennaio 2003, ci mostra l'interesse della MTC e il legame tra clima e salute, ma anche la cultura possibile in altre regioni.

Nelle regioni e Paesi che seguono il meridiano di Pechino (39°9N/116°4E) dove il clima è continentale e temperato, si potrebbe coltivare il *P. ginseng* come a Parigi (48°9N/2°3W).

Lucro industriale a carico della specie rispetto alla biodiversità

Nel tempo la radice sacra della Farmacopea cinese è divenuta oggetto di lucro. In Canada, diversi studi hanno dimostrato che la coltivazione tradizionale, che necessita dai 6 ai 7 anni di maturazione in condizioni omeostatiche (temperatura, pH, osmolarità e nutrizione) molto particolari, seguite da un lasso di tempo di quiescenza equivalente al tempo di coltivazione e crescita della pianta, e tutte le altre condizioni viste precedentemente, ha un costo non trascurabile; ciò spinge i produttori a usare nuove tecniche per accelerare e rendere redditizia la commercializzazione della radice. Così, *la stratificazione* dei semi permette di accorciare il tempo di quiescenza o di germinazione.

I produttori andranno sempre di più incontro a tecniche moderne che permetteranno loro di rendere l'investimento più velocemente redditizio. Più grave, invece, sarà l'impatto di questa industrializzazione sul *P. ginseng* spontaneo. La commercializzazione intensiva ha aperto la strada a una penuria della specie selvatica canadese che ha subito delle estirpazioni massive. Alcuni studi evidenziano gli effetti di una produzione inadeguata sulla qualità della radice di *P. ginseng*. Essi confermano l'alta qualità del ginseng canadese, così buona che la rete di esportazioni verso la Cina si è ampliata, tanto che la sua commercializzazione rappresenta attualmente il 60% del mercato mondiale. La coltivazione commerciale del ginseng americano è iniziata intorno al 1890, l'intensificazione delle vendite si è fatta sentire solo intorno al 1980, provocando progressivamente la scomparsa del *P. ginseng* L. spontaneo. Le vendite mostrano che i cinesi preferiscono il *P. ginseng* L. che cresce spontaneo nel sottobosco e che sono disposti anche a pagarlo caro; ciò favorisce la salvaguardia della specie. Pertanto, per preservare il patrimonio botanico, il Ministero dell'Agricoltura del Canada ha emesso un avviso che prevede la conservazione di uno spazio "selvatico" ed evitare così la sua scomparsa, "tuttavia, nel tempo, la popolazione di ginseng spontaneo è stata oggetto di una raccolta eccessiva, quindi è ora considerato una specie in via d'estinzione in Canada". Recentemente è stato costatato che i diplopodi sono dei saprofiti importanti che trasformano le materie organiche; ciò da un lato favorisce un rimescolamento armonioso del terreno, ma dall'altro può causare una danno alle piante di ginseng quando i semi sono stratificati. L'effetto è evidente al momento della raccolta, in quanto le radici restano quasi nane. Essi si nutrono delle radichette e delle piantine appena germinate. Non sono sensibili agli insetticidi, solo le variazioni di temperatura avrebbero un'influenza sulla loro crescita. Questa constatazione ci riporta al rispetto della tradizione. Il pH del terreno evolve nel tempo, da qui l'utilità del periodo di riposo equivalente al tempo di crescita della pianta, ossia un minimo di 7 anni. Inoltre, nel bacino di Ottawa inquinato dai vicini impianti industriali, l'amministrazione è stata costretta a emettere avvisi di biodiversità su diverse specie in pericolo, tra cui il *P. quinquefolius*. Quindi, l'ecosistema globale è un freno allo sviluppo della nostra panacea.

Panax ginseng sul vostro balcone?

Bisogna aspettare tra i 7 e i 9 anni prima di poter realizzare la vostra prima raccolta, ma se siete impazienti potete piantare dei semi stratificati (metodo applicato ai semi che vengono esposti al freddo per un certo tempo, permettendo così la loro buona germinazione); questo vi permetterà di guadagnare da 1 a 4 anni! Troverete senza problema, in Francia, dei lotti di semi, sui cataloghi dei vivaisti, che inoltre vi forniranno tutti i consigli per effettuare una buona coltivazione. In primo luogo occorre del buon terriccio di brughiera leggermente sabbioso, ma soprattutto non troppo ricco d'argilla, con un pH ottimale di 5.5; la terra deve essere ben drenata, ma non troppo. A questo scopo, trovate un luogo nel vostro giardino con una pendenza del suolo dai 5 ai 20°C; per la coltivazione in vaso operate con la stessa procedura usata per ottenere la germinazione di semi senza germogliatore: si mettono i semi in un piatto inclinato di circa 5° per favorire la germinazione – inclinate leggermente i vasi, orientandoli verso Nord. Bisogna fare molta attenzione anche all'ombra, che deve essere al massimo del 20%, per mimare le foreste frondose, l'umidità del sottobosco favorevole alla ripartizione basale dell'auxina, e quindi la buona crescita della vostra pianta; è preferibile avere una piantina per vaso. Un piccolo parasole a guisa di serra o un tendaggio d'orticoltura sono raccomandati per creare un' ombra ideale in modo tale che il seme possa svilupparsi correttamente nel corso della semina, durante la quale vi prenderete cura di aggiungere un po' di concime che potrete fabbricare voi stessi nel vostro giardino [8], oppure che comprerete. Dopo la stratificazione (effettuata da voi o dal vivaista), i semi saranno piantati di preferenza in autunno e ricoperti di terriccio: questo processo è detto di semina.

Annaffiandole circa 2-3 volte a settimana, le piantine si svilupperanno in 20-60 giorni. Se coltivate in vaso, bisognerà tenerle al coperto durante l'inverno. Inoltre, bisogna sapere che una pianta di età inferiore ai tre anni avrà bisogno di uno spazio di circa 20x20 cm e una profondità di 30 cm. Una pianta adulta richiede 30x30 cm e una profondità di 40 cm, che le permetterà un miglior drenaggio ma che, al contempo, vi imporrà dei trapianti.

Il balcone deve essere abbastanza grande, se avete intenzione di coltivare più piante. La coltivazione in Francia è possibile grazie a un clima temperato che si adatta bene alla coltivazione di *P. ginseng*. Tuttavia non bisogna dimenticare che il *P. ginseng* è una pianta di sotto-bosco e non da balcone. È consigliato stilare una scheda di giardinaggio che riassuma l'insieme degli elementi necessari e che vi guiderà nella buona direzione nella coltivazione di questa pianta; soprattutto non esitate a domandare al vostro vivaista di fiducia (Fig. 10).

Biodiversità: qualche pista

Come avete avuto modo di capire, i veri ginseng asiatici (Corea e Cina) e americano (America del Nord) contengono, tra gli altri, dei ginsenosidi la cui concentrazione può variare da una specie all'altra e da una parte organica all'altra di una stessa specie. Come abbiamo ribadito precedentemente, è necessario avere le condizioni ambientali e saper coltivare la pianta secondo tradizione, ovvero rispettosi della pianta; senza questi elementi l'industrializzazione potrebbe condurre all'estinzione del biotipo spontaneo che cresce nelle foreste canadesi. Nel 1975 è stato emesso un avviso di specie in pericolo, nel 1999 la specie è stata dichiarata in via di estinzione dalla COSEPAC in Canada; nel 2001 la pianta è stata iscritta sulla lista ufficiale delle specie in pericolo di estinzione. Visto che la concentrazione dei principi attivi presenta delle localizzazioni differenti a seconda della stagione di raccolta, una possibilità potrebbe essere quella di raccogliere le sommità fiorite prima che esse cadano o di utilizzare le foglie come facevano i medici cinesi che utilizzavano quasi tutte le parti della pianta. I semi venivano recuperati dal terzo anno, in primavera o in estate, e le radici erano raccolte solo a partire dal settimo anno, in autunno. In letteratura si trova un solo studio che mostra l'effetto positivo delle foglie di *P. ginseng* C.A. Meyer grazie alla concentrazione in saponine; in uno studio sulle infiorescenze è stato dimostrato che i principi attivi non sono localizzati solo nella radice. È normale che i fiori e le foglie siano naturalmente più presenti in primavera e in estate, mentre la radice lo sia in autunno poiché sono i periodi in cui, rispettivamente, si raccolgono. D'altronde, una soluzione per la salvezza e la protezione di questa specie in via di estinzione potrebbe essere la proposta di una coltura in una serra più ecologica, rispettosa del suolo, che favorisca un ambiente adattato alle differenti specie, e permetta la normale crescita della radice.

Conclusione

La pianta lotta per la sua sopravvivenza in condizioni sfavorevoli che la inducono ad adattarsi o morire. Questa giungla, ovvero le condizioni ambientali naturali, ma anche quelle imposte dall'uomo, induce la pianta a elaborare un "sistema immunitario" che le permette di distinguere il sé dal non-sé per il suo equilibrio e per l'adattamento. Il risultato di questo adattamento è la presenza di alcuni costituenti che sono i principi attivi che noi usiamo come rinvigorenti e permettono al nostro organismo di adattarsi meglio all'ambiente circostante. Per la pianta come per la specie umana vi è un solo terreno: quello della vita in qualsiasi forma essa sia. C'è una intima correlazione tra il rispetto dell'umanità e il rispetto della biodiversità. Tra l'uomo e la pianta non c'è che un passo, il DNA. Lasciamo dunque che la natura sia la nostra sola medicina e ritorniamo ai tempi in cui i consigli dei saggi ci guidavano su questa via: "Che il tuo nutrimento sia la tua sola medicina", "È la natura che guarisce i malati", "L'uomo deve armonizzare lo spirito e il corpo", come diceva Ippocrate, e ancora: "Ingoiare un medicamento e trascurare la dieta significa distruggere la scienza del medico" o "È per il ben-fare che è stato creato il benessere", proverbio cinese.

I gesti antichi restano i garanti del nostro patrimonio culturale e della nostra vita in simbiosi con l'universo che ci circonda. Per quel che concerne il *P. ginseng,* seguiamo l'esempio dei coreani che sono stati i garanti della biodiversità di questa pianta fino ai nostri giorni.

Ringraziamenti

Ringrazio: Marc Jacquemin con il quale abbiamo scritto l'articolo di riferimento sulla cultura della pianta di ginseng [1], Christian Busser, Micheline Demouzon, Anne Marie Wentzell e mia sorella per il loro aiuto nella rilettura e Natalie Bonnot per l'aiuto nella rilettura grammaticale e sintassica di questo capitolo.

Bibliografia

1. Jacquemin M, Delaporte D (2004) Apports à la botanique et culture du ginseng dans La Revue de Phytothérapie Volume 2, Number 4, 102-5(4) Springer Verlag
2. Bruneton J (1999) Pharmacognosie Phytochimie Plantes médicinales 3ᵉ édition TEC & TOC
3. De Walter S Judd, Campbell CS, Bouharmont J et al. (2001) Botanique systématique une perspective phylogénique, traduction par Bouharmont J, Évrard CM, De Boeck Université: 95
4. Raynal-Roques A(1999) La botanique redécouverte, Belin
5. Walter S Judd, Campbell CS, Bouharmont J et al. (2001) Botanique systématique une perspective phylogénétique, traduction et révision scientifique par Bouharmont J, Evrard CM, De Boeck Université
6. Hopkins WG, Évrard CM (2006) Physiologie végétale De Boeck Université: 326 et 407
7. Carbonneau A, Deloire A, Jaillard B (2007) La Vigne, Physiologie, terroir, culture Dunod
8. Pépin D (février 2003) Compost et paillage au jardin. Terre vivante

Il ginseng: dagli elementi chimici alle indicazioni terapeutiche

Paul Goetz

Storia delle note cliniche sul ginseng

Ginseng asiatico

Lasciamo al lettore la scoperta della storia del ginseng nei capitoli scritti da Drouard e Stoltz. In questo capitolo ci accontentiamo di riportare le testimonianze degli occidentali circa gli effetti medicinali del ginseng asiatico.

Tournefort [1] riporta le testimonianze dell'utilizzazione del ginseng. Secondo Stearn "essi bevono un infuso della radice al posto del tè, ed è noto che lo utilizzano come ultima risorsa in tutte le malattie". Il Dr. James riporta più precisamente il suo uso in tutti i casi devastanti, di cachessia e quelli causati da affaticamento. Healde riferisce che essi ripongono una grande fiducia nel ginseng per l'attività rinvigorente dopo un grande sforzo, come spasmolitico nelle affezioni nervose o nel coma, e come afrodisiaco; sono utilizzati centoventi grani di radice ridotta a fettine e cotti in un quarto d'acqua, due once di decotto oppure trenta grani di radice intera. Jartoux afferma nel *Philosophical Transactions* che, per la stanchezza dopo un viaggio di tre giorni, ha utilizzato un decotto di foglie, in parte bevendolo e in parte applicandolo sui piedi, rimanendo molto soddisfatto dei suoi effetti e sentendosi molto rinvigorito [2]. Wood, medico dell'US Dispensary, dice che è meglio di un semplice emolliente (anti-irritante, anti-infiammatorio). Lindsey *(Nature Systematic Botany)* non dubita del suo effetto rinvigorente e del suo potere stimolante, quando il ginseng è fresco. Secondo Cullen è un rimedio che cura l'indebolimento del vigore nell'uomo. Al contrario, Mérat scrive: "Confesso che un individuo che ne ha fatto uso a questo scopo, per molto tempo, non ha ottenuto alcun risultato". La radice fu introdotta in Europa da Sarrazin. Nel 1862 si paragona il ginseng alla liquirizia e si ritiene che possa, anche se in parte, rimpiazzarla. Hübotter descrive che presso i Mongoli l'uso del ginseng è indicato "quando il veleno si accumula in un solo posto", nelle malattie parassitarie e affezioni del midollo osseo [3].

In Europa, A. von Haller [4] scrive che il ginseng è un nervino, un tonico dei nervi, del cervello e dei reni. Secondo lui, il ginseng ha effetto sull'impotenza maschile solo se causata da nervi indeboliti.

Madaus [5] riassume gli usi europei: indebolimento, soprattutto di origine nervosa, neurastenia, astenia e stato di affaticamento (tra cui l'impotenza), ma anche vertigini e tremori negli anziani. Secondo Rudolf, esso stimola lo sviluppo dei seni, è in grado di contrastare la congestione della sfera urogenitale, può essere usato in uno stato precedente l'ipertrofia benigna della prostata (con crampo dello sfintere vescicale), soprattutto se aggravata dall'assunzione di birra o di yohimbe.

Ginseng americano

La relazione archeobotanica tra *P. ginseng* e *P. quinquefolius*, se ne esiste una, non è stata ancora stabilita. Non abbiamo ancora i risultati delle ricerche sui rapporti tra queste specie in base agli studi del DNA. Ben prima che gli occidentali iniziassero il commercio del ginseng asiatico con gli americani, gli indiani d'America del Nord conoscevano già il ginseng americano e quello a tre foglie o ginseng nano, *P. trifolius*. I rapporti raccolti da D. Moerman si riferiscono solo ai Cherokees, Irochesi, Delaware d'Oklahoma, Houma, Menominee, Meskwaki, Potawatomi, Micmac [6]. Questi popoli non ricoprivano l'aria geografica d'estensione del *P. quinquefolius* selvatico. Nella Tabella 1 riguardante gli usi medicinali tradizionali, si noterà che spesso la radice è utilizzata in infusione o come decotto. È interessante notare che la radice è assunta come tonico, ma anche nelle infezioni dell'apparato respiratorio, come panacea, e per uso esterno (irritazioni, ulcerazioni, piaghe).

I costituenti chimici del ginseng

La fitoterapia moderna esige, per ragioni di riproducibilità degli effetti di una droga, una pianta di qualità con, se noti, la presenza di principi attivi secondo una concentrazione predeterminata dagli esperti. I ginseng (i *Panax*) e le loro preparazioni hanno dei tassi di principi attivi variabili. Questa distinzione è persino più importante dell'appartenenza botanica. In una droga, la quantità di costituenti chimici dipende dalla pianta stessa, dall'età in cui viene raccolta, dalle modalità di raccolta e di conservazione, dal momento della raccolta e soprattutto dalla geologia del terreno e dal clima in cui è cresciuta. Questa variabilità si trova sicuramente nei *Panax*. Gli estratti ottenuti presentano dei livelli variabili di costituenti (tra i quali i principi attivi) a seconda del veicolo utilizzato per l'estrazione e le modalità utilizzate. Se la droga di base deve essere di qualità, anche l'estratto deve rispondere a dei requisiti fissi. L'estratto è, dunque, standardizzato rispetto ai principi attivi. In alcuni Paesi il ginseng non è una droga medicinale, ma un integratore alimentare. Le regole che riguardano gli integratori alimentari sono meno rigide e ciò permette la presenza sul mercato di droghe ed estratti di qualità insufficiente. L'alto costo del "vero ginseng" è tale che il ginseng americano di coltivazione è venduto come ginseng bianco o come ginseng rosso negli Stati Uniti. La droga americana è esportata a Hong Kong dove riparte per al-

Tabella 1 Usi medicinali tradizionali del ginseng americano (*Panax quinquefolius*) e del ginseng nano (*Panax trifolius*) dei nordamericani secondo il repertorio di D. Moerman, 1988 [6]

Nome	Parte utilizzata	Patologie o usi	Modalità d'impiego	Popolazioni indiane e Autori
Panax quinquefolius	?	Cefalee		Cherokee [7]
	Radice	Convulsioni		Cherokee [7]
	Radice	Espettorante		Cherokee [7]
	Radice	Colica	Masticazione	Cherokee [7]
	?	Debolezza dell'utero Affezione nervosa	?	Cherokee [7]
	?	Infezione stomatologica	Infusione	Cherokee [7]
	Radice	Tonico Espettorante Paralisi, vertigine		Cherokee [7]
	Pianta	Emostatico, ferite sanguinanti	Impacco	Creek [8]
	Pianta	Sudorifero durante la febbre	Decotto	Creek [8]
	Radice	Dispnea transitoria	Decotto	Creek [8]
	Radice ed altra parte	Tonico generale	?	Delaware d'Oklahoma [9]
	Pianta	Cura del *P. q.* quando tutto è "inefficace"		Delaware d'Oklahoma [9]
	Radice	Emetico	Decotto	Houma [10]
	Radice	Reumatismi	Con whisky	Houma [10]
	Radice	Vermifugo	Infusione	Irochesi [11]
	Radice	Vomito da colera, per vomitare la bile	Decotto	Irochesi [11]
	Radice	Rimedio del sangue	Infusione	Irochesi [11]
	Radice	Ulcere della pelle e vescicole	Infusione	Irochesi [11]
	Radice	Appetito	Infusione	Irochesi [11]
	Radice	Otalgia	Gocce	Irochesi [11]
	Radice	Irritazione degli occhi del lattante	Lavaggio con l'infusione	Irochesi [11]
	Radice	Febbri notturne	Infusione	Irochesi [12]
	Radice	Disordini gastrici e biliari	Infusione	Irochesi [11]
	Semi	Parto difficile	Infusione	Irochesi [11]
	Radice	Come panacea	Decotto	Irochesi [11]
	Radice secca	Come panacea	o radici affumicate	
	Radice a pezzi	Asma	Fumento	Irochesi [11]
	Pianta	Per la pigrizia Come stimolante, tonico Gonorrea	?	Irochesi [11]
	Radice	Tubercolosi	Infusione	Irochesi [11]
	Radice	Tubercolosi		Menominee [13]
	Pianta	Tonico Rinvigorente dei poteri mentali	?	Menominee [13]
	?	Adiuvante di altre droghe		Meskwaki [13]

(*continua*→)

Tabella 1 (*continua*)

Nome	Parte utilizzata	Patologie o usi	Modalità d'impiego	Popolazioni indiane e Autori
	?	Utilizzato come incantesimo	Rimedio composto	Meskwaki [13]
	?	Panacea per bambini e adulti	?	Meskwaki [13]
	Radice	"Detergente" del sangue	?	Micmac [14]
	Erba	"Di grande valore"	?	Mohegan [9]
	Radice	Tonico primaverile	Infusione composta	Mohegan [9]
	Radice	Fascino, *love medicine*	Composto	Pawnee [15]
	Radice	Fertilità femminile	Infusione	Penobscot [10]
	Radice	Adiuvante del rimedio di potenza	?	Potawatomi [8]
	Radice	Otalgia	Topico	Potawatomi [8]
	Radice	Irritazione degli occhi	Lavaggio con l'infusione	Potawatomi [8]
	Radice	Gonfiore delle articolazioni	Massaggi con il decotto	Seminole [16]
	Radice e pianta	Ascessi della pelle, vescicole, ferite da arma da fuoco	Impacco	Seminole [16]
	Radice	Dispnea, respiro corto	Infusione	Seminole [16]
Panax trifolius (ginseng nano)	?	Dolori considerevoli del petto	? Infusione	Cherokee [7]
	Pianta	Cefalee	Masticazione ed infusione	Cherokee [8]
	?	Reaumatismo	?	Cherokee [8]
	Pianta	Dolori del petto	Infusione	Cherokee [8]
	?	Crup	Infusione	Cherokee [8]
	Radice	Respiro corto e colica	Radice masticata Infusione	Cherokee [8]
	?	Nervosismo, "dispepsia", apoplessia.	?	Cherokee [8]
	Radice	Gotta, edema degli arti inferiori, fegato	?	Cherokee [8]
	Radice	Applicato su incisioni della pelle e in unguento	Decotto	Cherokee [8]
	Radice	Tubercolosi e lesioni scrofolose	Infusione	Cherokee [8]
	Radice	Malattia venerea tenace	?	Cherokee [8]
	Radice	Dolori al torace		Irochesi [11]
	Radice	Taglio sanguinante	Impacco	Ojibwa [17]

tri paesi asiatici sotto il nome di ginseng asiatico. I due ginseng, asiatico e americano, sono molto simili tra di loro, perciò l'inganno sulla merce è relativamente semplice. I consumatori legati alla sicura provenienza rischiano di restare delusi. D'altro canto, circolano altre piante false, sia che siano dei *Panax*, delle *Araliaceae*, o d'altro tipo! Prima di comparare le caratteristiche farmacologiche e cliniche dei due ginseng e dei loro estratti, guardiamo innanzitutto quali sono i costituenti del ginseng.

Qualità della droga

P. ginseng (ginseng coreano) o *P. quinquefolius* (ginseng americano) sono piante selvatiche delle foreste ombrose dell'Asia settentrionale e dell'America del Nord (zone centrali ed Est). *P. quinquefolius* si trova ancora facilmente nelle foreste del Quebec, dove può essere confuso con *Aralia nudicaulis*, che gli rassomiglia.

Oggi, la pianta è soprattutto coltivata in Corea e nelle regioni attigue (Cina, Est della Siberia). *P. quinquefolius*, coltivato diffusamente negli Stati Uniti e in Canada, non è in realtà officinale. Fino a circa vent'anni fa lo stato del Wisconsin aveva il primato di produzione annuale del ginseng americano con circa 2,4 milioni di libbre nel 1992. La concorrenza viene oggi dal Canada, ma anche dalla Cina dove i semi di *P. ginseng* del Wisconsin sono stati esportati.

Il ginseng coreano fa parte della Farmacopea cinese, giapponese, austriaca, coreana, russa e svizzera ed è stato l'oggetto di una monografia da parte della Commissione Europea.

Il valore della droga aumenta con l'età. Secondo la tradizione, il ginseng diviene pronto per l'uso tra i 4 ed i 6 anni. La tradizione orientale prescrive l'impiego della radice principale. Nella medicina moderna sono ammesse sia la radice principale che le secondarie. Le radichette che a volte sono ricche in ginsenosidi (Herdeke, 1985) non sono utilizzate.

Esiste una notevole differenza nelle quantità di principi attivi in funzione delle parti raccolte di *P. ginseng*, tra i differenti *Panax* e tra le diverse modalità di preparazione. Riguardo ai ginsenosidi, esiste una piccola differenza tra ginseng rosso e bianco. Bisogna sottolineare anche che, con la coltura *in vitro,* il tasso di ginsenosidi è moltiplicato per 6 rispetto alla droga "madre" [18]. Nelle cellule di coltura i ginsenosidi Rg1 dominano su gli Rb1. Le varietà coltivate in zone diverse possono essere leggermente differenti e subiscono le diverse condizioni geoclimatiche. Tuttavia, si constata, per esempio, che la migliore qualità di *P. ginseng* proviene dalla Cina e dalla Corea, e poi dal Giappone. Un tubercolo di ginseng raggiunge la sua maturità tra i 4 e i 6 anni e la qualità ottimale è ottenuta con i tubercoli di 6 anni.

Vedremo che il *P. ginseng* (C. A. Meyer), che è il più frequentemente utilizzato per le sue virtù mediche, corrisponde al vero ginseng e che il *P. quinquefolius* gli si avvicina sia per i suoi costituenti che per le sue attività farmacologiche. Gli altri *Panax* non corrispondono al mitico ginseng. Si tratta del: *P. notoginseng, P. pseudoginseng* (sottosp. *himalaicus*), *P. japonicus* (var. *major*; var. *angustifolius*), del *P. trifolius* (ginseng nano del Canada), *P. zingiberensis, P. stipuleanatus.* Questi *Panax* si possono trovare in Tibet, Himalaya e Manciuria.

Costituenti chimici del ginseng

Secondo i dati attuali, i costituenti riconosciuti come principi attivi del ginseng sono i ginsenosidi. Non tutti i ginseng hanno la stessa composizione e contengono per la maggior parte alcuni dei ginsenosidi presenti nella radice del ginseng coreano; essi contengono anche dei saponosidi specifici, eterosidi del protopanaxadiolo e del protopanaxatriolo. La differenza è più sensibile nel caso del ginseng del Giappone: la metà delle "chikusetsusaponine" sono dei bidesmosidi (C3, C28) dell'acido oleanolico. Questo ginsenoside Ro o chikusetsusaponina V, a struttura oleanana, nella quale il sostituente R— in posizione 3 è una concatenazione di due zuccheri: un beta-D-glucoronopiranoside e un beta-D-glucopiranosile, rappresentato simbolicamente da Glc A-2 Glc, e il sostituente R^ in posizione 28 è un beta-D-glucopiranosile, rappresentato simbolicamente da Glc.

Le saponine più frequentemente presenti nelle piante della famiglia dei *Panax* sono di tipo dammarano. I ginsenosidi sono degli eterosidi triterpenici tetraciclici del tipo dammarano. Sono per la maggior parte degli eterosidi del protopanaxadiolo e del protopanaxatriolo: la genina è sia triidrossido 3ß, 12ß, 20(S)-protopanaxadiolo, sia tetraidrossido 3ß, 6α, 12ß, 20(S) -protopanaxatriolo. I ginsenosidi sono soprattutto presenti nella corteccia della radice. Tuttavia, tra le saponine del *Panax*, si trova una saponina particolare, il ginsenoside Ro, una saponina che ha una struttura derivante dall'acido oleanolico.

Se esiste una differenza di composizione dei differenti *Panax*, questa risiede nella ripartizione dei ginsenosidi. La Tabella 2 evidenzia, secondo Shoji [19], la differenza tra il ginseng coreano e il ginseng americano, così come tra il ginseng bianco e quello rosso.

Tabella 2 Ginsenosidi presenti nei diversi tipi di ginseng

Varietà del ginseng	Saponine del tipo dammarano — Protopanaxadiolo					Protopanaxatriolo					Saponine del tipo oleanano
	Ra	Rb1	Rb2	Rc	Rd	Re	Rf	Rg1	Rg2	Rh1	Ro / Chikusetsusaponine
Panax ginseng											
Ginseng rosso	0,05	0,37	0,18	0,13	0,13	0,20	0,05	0,21	0,02	0,006	0,04
Ginseng bianco	0,05	0,47	0,21	0,15	0,15	0,20	0,05	0,21	0,01	0,002	0,02
Panax quinquefolius		1,84	0,03	0,31	0,45	1,0		0,15	0,008		0,07
Panax notoginseng		1,80				0,20	0,15	0,15	0,03	0,16	
Panax japonicus				0,67							5,35

Il ginsenoside Ro è presente in quantità più significative in *P. japonicus* e *P. japonicus* cinese, o *P. japonicus* var. *major*, e *P. japonicus* var. *angustifolius*. Altri ginsenosidi sono anche noti. Il ginseng rosso contiene poi delle piccole quantità di prodotti di degradazione come i 20(S)-ginsenosidi Rg3, Rh2 e i 20(R)-ginsenosidi

Rg2 e Rh1. Il ginseng bianco contiene generalmente dei malonil-ginsenosidi di tipo protopanaxadiolo manolil-Rb1 (0,81%), manolil-Rb2 (0,41%), manolil-Rc (0,30%), manolil-Rd (0,12%) che si trovano soltanto in tracce nel ginseng rosso [20]. La differenza principale è un'assenza di malonil-ginsenoside nel ginseng rosso dove il calore modifica i malonil-ginsenosidi in ginsenosidi. Gli Rg3 e Rg5 sono caratteristici del ginseng rosso [21].

P. notoginseng contiene anche gipenoside XVII (0,036%), notoginsenoside R1 (0,16%), R2 (0,04%) e piccole quantità di altre saponine, ma non quelle di struttura oleanolica.

P. japonicus contiene delle chikusetsusaponine: Chs-IV (0,43%), Chs-V (5,35%) e Chs di tipo protopanaxadiolo come il Chs-III (1,17%). *P. quinquefolius* contiene anche del ginsenoside Rb3 (0,03%), del ginsenoside F2 (0,02%), del gipenoside XVIII (0,03%), del quinquenoside (0,01%) e tracce di altre saponine. Il ginseng dell'Himalaya avrebbe una composizione intermedia tra il ginseng coreano e quello giapponese, che è comunque differente da quello giapponese che cresce nello Yunan.

Sono le piante di 6 anni che presentano il numero maggiore di ginsenosidi nella radice. Il tasso del 1,5% è considerato come un titolo minimo in saponine totali, sebbene possa essere compreso tra lo 0,7 e il 3,0%. Alcuni Autori hanno anche dimostrato che le radichette possono contenere più ginsenosidi della radice principale. In certi casi, le radici secondarie e le radichette presentano una quantità di ginsenosidi da 3 a 10 volte maggiore di quella della radice utilizzata nella medicina tradizionale [20, 22]. Tuttavia, non sembrerebbe esserci una differenza notevole tra il ginseng proveniente da piante spontanee e quello proveniente da piante coltivate. Uno studio canadese mostra che la quantità di ginsenosidi totali è del 4,7-5% nel ginseng coltivato e del 4-5% nel ginseng spontaneo [23]. Quello del ginseng americano può raggiungere il 6,2-7,4%, il ginseng della Cina del Sud (*P. pseudoginseng* Wall. var. *notoginseng* [Burkill] G. Hoo & C. J. Tseng) ne può contenere da 3 a 8% con picchi fino al 12%. Il ginseng più ricco trovato sul mercato taiwanese proviene da un *P. notoginseng*.

Altri costituenti chimici

La Tabella 3 elenca i diversi costituenti del ginseng (*P. ginseng*). Tra questi troviamo un olio essenziale a un tasso dello 0,05%. Questo olio essenziale è composto da ß-elemene, poliacetilene, polinsaturi, panaxinolo (falcarinolo), panaxitriolo (falcarintriolo), citrale, limonene, terpineolo ed eptadeca-1-ene-4,6-diin-3,9-diolo (Hansen, 1986, Shoji [19]).

Da notare che il ß-elemene è conosciuto per il suo effetto citotossico e il poliacetilene sarebbe un tumoricida.

Nella radice si trova del glucosio, fruttosio, saccarosio, maltosio e tre trisaccaridi, ma soprattutto dei peptidoglicani (panaxani) ad alto peso molecolare, dei polisaccaridi e dell'amido [19]. I panaxani sono composti di glicani a base di D-glucosio.

In *P. ginseng* si trovano sei frazioni di polisaccaridi con pesi molecolari (PM) da 1800000 a 2200000, 1350000 a 1650000, 620000 a 780000, 105000 a 130000,

Tabella 3 I diversi costituenti chimici del ginseng

Famiglie chimiche	Costituenti tipici	Dettagli dei costituenti
Saponine del tipo dammarano (1,5% minimo) Tasso medio: dallo 0,7 al 3,0%. Derivati del protopanaxa-diolo Derivati del protopanaxa-triolo Derivati dell'acido oleanoico	ginsenosidi Ra Rb1 Rb2 Rc Rd Re Rf Rg1 Rg2 Rh1 Ro	20(S)-ginsenosidi Rg3, Rh2 20(R)-ginsenosidi Rg2 e Rh1 malonil-ginsenosidi del tipo proto-panaxadiolo: manolil-Rb1 (0,81%), manolil-Rb2 (0,41%), manolil-Rc (0,30%) chikusetsusaponine: Chs-IV (0,43%), Chs-V (5,35%) Chs del tipo proto-panaxadiolo come la Chs-III gipenoside XVII (0,036%) notoginsenoside R1 manolil-Rd (0,12%) ginsenoside Rb3 (0,03%), ginsenoside F2 (0,02%), gipenoside XVIII (0,03%), quinquenoside (0,01%)
Olio essenziale 0,05%	ß-elemene, poliacetilene, polinsaturi, panaxinolo (falcarinolo), panaxi-triolo (falcarintrio-lo), citrale, limonene, terpineolo, eptadeca-1-ene-4,6-diin-3,9-diolo	
Carboidrati	glucosio, fruttosio, saccarosio, maltosio, trisaccaridi, peptidoglicani (panaxani) polisaccaridi amido	
Sostanze fenoliche	acido salicilico acido vanillico	
Diversi	aminoacidi, colina, vitamine B1 e B2, oligoelementi, germanio, fosfolipidi, ß-sitosterolo	

23000 a 27000, 5000 a 6000 daltons. Questi sono composti da unità (1-6) D-glucopiranosio (parzialmente 1-3). *Panax quinquefolius* contiene del poli-furanosil-piranosil-saccaride, che è stato dimostrato essere efficace nella prevenzione del raffreddore [24].

Inoltre, nel ginseng, è stato trovato un peptide (PM: 1000) e dell'adenosina.

Tra le sostanze fenoliche troviamo l'acido salicilico e l'acido vanillico.

Infine, il ginseng contiene anche degli aminoacidi, colina, vitamine (B_1 e B_2), oligo-elementi, germanio, fosfolipidi. Eccetto il sitosterolo, nessun'altra molecola di tipo estradiolo è stata trovata.

Qualità delle preparazioni

Per una droga medicinale, la qualità dipende in primo luogo dalla coltivazione della pianta e poi dalla sua raccolta, ma anche dalla tracciabilità e dalla standardizzazione; ciò vale ancor di più per il ginseng a causa delle implicazioni farmacologiche e quindi cliniche che dipendono dai principi attivi presenti.

In effetti, i controlli sulle preparazioni contenenti ginseng spesso lasciano a desiderare sia per quanto riguarda l'età della pianta e la preparazione delle radici (che devono garantire una concentrazione sufficiente in principi attivi) che per l'assenza di prodotti fitosanitari, troppo spesso presenti nei prodotti provenienti da Paesi con legislazioni meno severe. Inoltre, bisogna diffidare dell'eventuale aggiunta di prodotti di sintesi.

Secondo la Farmacopea francese, il ginseng essiccato contiene un minimo di 2,0% di saponosidi calcolati in D-glucopirannosil-6ß D-glucopiranosil-20Sprotopanaxatriolo.

Secondo la Farmacopea europea, si utilizzano la radice principale e le radici secondarie intere, tagliate o essiccate di *Panax ginseng*, contenenti un minimo di 0,30% della somma dei ginsenosidi Rg1 e Rb1, calcolati in rapporto alla droga essiccata.

Ginseng bianco e ginseng rosso

Le preparazioni di ginseng dipendono principalmente dal tipo di radici, trattate tradizionalmente. Nel 1757, i coreani iniziarono a commerciare la radice di ginseng coltivato. Ben presto si rese necessario stabilire un mezzo di conservazione della materia prima e fu messa a punto una sterilizzazione: la radice veniva liberata da tutti i germi presenti al momento della raccolta attraverso l'esposizione per 2-3 ore al vapore acqueo alla temperatura di 120-130°C. Questo metodo di preparazione è stato tramandato negli anni. È durante questo processo che gli zuccheri contenuti nella radice le conferiscono la colorazione rossa. Questa modalità di trattamento ha poco impatto sul contenuto di ginsenosidi. Tuttavia, anche se il colore rosso è attraente per il consumatore, la mancata esposizione della radice al vapore acqueo fa sì che si raccomandi il ginseng bianco. Il ginseng bianco officinale, *pak sam* in coreano, è dato dalla radice principale e da radici secondarie, lavate subito dopo la raccolta, raschiate e seccate al sole.

Se si consuma la radice fresca, la polvere di radice o un'altra preparazione che non è un estratto, la quantità di ginsenosidi è quella della radice di partenza, questo è quanto stabilito dalla Farmacopea francese o Farmacopea europea.

Ecco qualche dettaglio riguardante l'estratto della pianta fresca standardizzato che è elaborato a partire del ginseng cinese, radice bianca lavata sul posto e non decorticata, vecchia di 6 anni, spedita sotto vuoto e sminuzzata finemente in fabbrica.

La produzione di ginseng per l'elaborazione dell'EPS del ginseng è del tipo "bio" con una certificazione ECOCERT INTERNATIONAL. L'estratto EPS-ginseng ottenuto via Phytostandard® fa parte degli estratti ottenuti da piante fresche non riscaldate, ma stabilizzate mediante diversi processi a seconda della droga utilizzata per evitare al massimo la modificazione dei principi attivi sia in termini di qualità che di quantità. Il procedimento di estrazione mediante lisciviazione a bassa temperatura mira a ripristinare la composizione molecolare della pianta. È associato al passaggio di etanolo a diversi gradi (da 20° a 70°). I solventi sono in seguito evaporati sotto vuoto e la soluzione è stabilizzata e standardizzata mediante l'aggiunta di glicerina d'origine vegetale.

I principali ginsenosidi identificati nell'EPS-ginseng dal CCM sono i ginsenosidi Rf, Rd, Rb1, Rb2, Rc, Rd, Re. L'assenza di ginsenoside Rf nel CCM permette di verificare che si tratta di ginseng asiatico e non di *Panax quinquefolius*. A partire dal prodotto finito, un cucchiaino da caffè di EPS-ginseng apporta la quantità di circa 14 mg di ginsenosidi.

Qualità degli estratti da utilizzare per le preparazioni di fitoterapici

La qualità dell'estratto per uso medico dipende dal contenuto di ginsenosidi. La quantità di ginsenosidi varia molto. Vedremo anche che, da un punto di vista farmacologico, sarebbe auspicabile una quantità standardizzata di polisaccaridi. Un'estrazione acquosa o idro-alcolica sembra essere la più adatta per ottenere un estratto con il massimo di costituenti utili all'attività terapeutica.

Ginsana® G115 (la singola capsula contiene 100 mg di estratto) contiene 5,2 mg di panaxadiolo per 100 g di estratto; il Kumsan-Ginseng® contiene 334,6 mg di ginsenosidi in 100 g; il Vital ginseng Forte® non contiene panaxatriolo. La preparazione Kinta Vital® (220 mg per capsula) è a base di estratto alcolico di ginseng della regione cinese del Kirin e contiene il 10% di ginsenosidi (ovvero 22 mg di ginsenosidi per 700 mg di polvere).

Nei campioni commerciali il tasso di ginsenosidi varia dal 6,07% allo 0,80% con una media del 2,41% [25], che è inferiore al tasso della droga di partenza. Lo studio canadese [23] riscontra un tasso tra il 3,39 e l'8,12%. Bisogna sapere che la parola "standardizzazione" spesso nasconde delle aggiunte artificiali di ginsenosidi.

Gli effetti farmacologici e clinici del ginseng

Affrontare gli effetti del ginseng è al contempo complicato e relativamente semplice. Noi abbiamo, in quanto specialisti in fitoterapia, il privilegio di vivere in un momento in cui la chimica e la farmacologia ci spiegano poco a poco quello che i nostri avi sapevano e sperimentavano senza comprendere sempre. Noi stessi, dopo un periodo di scoperte e intense ricerche, cominciamo a prendere una certa distanza dal nostro sapere. Possiamo confrontare quello che sappiamo con quello che costatiamo nei pazienti.

Il ginseng è una panacea? Si potrebbe crederlo quando si affronta una farmacologia complessa che si deve confrontare con le diverse indicazioni di questa droga. Vedremo anche che il ginseng per i suoi effetti corrisponde a una droga adattogena di cui cercheremo di approfondire la veridicità nel seguente capitolo. Attualmente, il *P. ginseng*, insieme al *Ginkgo biloba*, è l'oggetto della maggior parte dei lavori scientifici dedicati alle piante medicinali. Queste due piante rappresentano un sicuro interesse e il loro commercio sostiene il costo della ricerca. Questo autofinanziamento, che manca alle altre piante medicinali, permette nel caso del *P. ginseng* di ottenere ampie informazioni sulla sua farmacologia.

Le attività farmacologiche sono numerose, ma se facciamo una sintesi non arriviamo a una panacea, ma a un medicamento con molte sfaccettature. Ci dovremo quindi occupare anche degli effetti secondari del ginseng e delle sue controindicazioni. Inoltre, la farmacologia del *P. ginseng* si complica perché non solo esiste una farmacologia della droga intera e dei suoi estratti totali, ma anche una farmacologia dei suoi principi attivi che sono i ginsenosidi, gli eteroglicani e i suoi polisaccaridi.

La Tabella 4 riassume le attività farmacologiche del ginseng. Si capisce subito che se il ginseng ha degli effetti su differenti sistemi e organi, essi convergono su ciò che viene definito un effetto adattogeno. Nella presentazione di tali differenti sperimentazioni, cercheremo di segnalare in prima istanza quelle che sono state effettuate in laboratorio, sugli animali, poi quelle condotte *in vitro,* sui tessuti, infine quelle condotte sull'uomo.

Aumento dello sforzo e consumo di ossigeno

Lo sforzo fisico si può determinare misurando il lavoro muscolare con l'ergometro. Un altro metodo consiste nel misurare uno sforzo anaerobico, o valutare durante lo sforzo il consumo di ossigeno, che dovrebbe diminuire durante lo sforzo stesso. È possibile anche misurare l'influenza sul ritmo e il metabolismo cardiaco, così come la produzione dei lattati nei muscoli sotto sforzo.

Effetti sul consumo di ossigeno e sforzo anaerobico

Diversi studi mostrano che le saponine del ginseng migliorano la cortisolemia e i livelli di neurotrasmettitori cerebrali nel topo in stato di ipossia ipobarica. I ginsenosidi inibiscono la caduta della temperatura corporea e la diminuzione dell'attività elettrocardiografica. Inducono un aumento del tempo di sopravvivenza nel topo.

Tabella 4 Effetti farmacologici del ginseng

Tipo di effetto	Attività farmacologiche	Uso in campo umano
Effetti sul fisico	Aumento dello sforzo anaerobico Riduzione del consumo di O_2 sotto sforzo (ergometria) Resistenza al freddo Resistenza all'irradiazione Convalescenza	Prevenzione e cura della stanchezza da stress fisico
Effetti sulla psiche	Effetti neurologici Attività sullo stress neuropsichico Azione sui differenti neuromediatori Adattamento a un nuovo lavoro Azione sullo stato depressivo	Prevenzione e cura degli effetti sull'equilibrio neuropsichico correlati a uno stress del sistema nervoso
Effetti metabolici	Azione sul sistema cardiovascolare Azione sul metabolismo dei lipidi Azione sul metabolismo dei glucidi Azione sulla ghiandola surrenalica Azione sul fegato	Nei casi di diabete e sovrappeso Alterato metabolismo di base
Effetti sul sistema endocrino	Azioni sul sistema ormonale femminile Azione sull'asse ipotalamo-ipofisi-ghiandolare (gonadico)	Disturbi della menopausa
Effetti sul sistema immunitario	Azione sugli elementi immunologici (para-immunità) Effetti sui linfociti Azione sui mediatori dell'infiammazione	Prevenzione e cura delle infezioni Come antitumorale

Sembra che l'effetto non avvenga nei topi che hanno subito l'ablazione del surrene [26, 27]. In un'altra sperimentazione *in vitro* e *in vivo* queste sostanze (ginsenosidi Rb, Rg, R0) proteggono dall'ischemia le cellule cardiache (isolate e *in vivo*) del ratto mediante una riduzione della secrezione enzimatica e della perossidazione lipidica.

Effetti sulla resistenza a una temperatura eccessiva

Il freddo è uno stress contro il quale l'organismo si adatta mediante un aumento progressivo della sua produzione interna di calore. Il freddo in sé può essere causa di morte soprattutto nelle persone anziane, che perdono la capacità di termoregolarsi e in particolare di mantenere la temperatura periferica.

Bombardelli, Cheng [28] e Kumar [29] hanno dimostrato che il ginseng si comporta come un agente che aumenta la tolleranza al freddo. Una preparazione a base di ginseng ha indotto una capacità di resistenza negli animali esposti a basse temperature e a ipossia [29]. Bombardelli e coll. hanno mostrato che 3,75 mg di saponine somministrate per via intraperitoneale (i.p.) proteggono i ratti da una diminuzione della temperatura interna.

La sperimentazione con *P. quinquefolius* dimostra che la totalità dei ginsenosidi iniettata per via i.p. incrementa la resistenza al freddo e la produzione di calore. Se si eliminano i ginsenosidi Rg1 e Rb1, la miscela non ha più effetto. Invece, il ginsenoside Rb1 da solo è capace di conferire sia l'effetto termoregolatore che la tolleranza al freddo (e anche meglio della miscela totale). Gli Autori hanno utilizzato gruppi di ratti giovani e "anziani" scoprendo che l'effetto di tolleranza è significativo in entrambi i gruppi di età [30].

Un estratto idro-alcolico di ginseng (10 ml corrispondenti a 1500 mg di radice secca) protegge i topi dagli eccessi di calore e in seconda istanza dall'elettroshock [31].

Effetti sulla muscolatura e la resistenza allo sforzo

Il fatto che il ginseng consenta una resistenza allo sforzo fisico necessita una spiegazione che è complessa. In effetti, il ginseng migliora la risposta del sistema endocrino di adattamento allo sforzo e consente al sistema cardiovascolare una migliore perfusione del sangue ossigenato; di conseguenza il muscolo beneficerà di un sollievo.

Capasso e coll. [134] considerano il ginseng un agonista dei canali del calcio presenti nei tessuti vascolari. Il ginseng dilata le coronarie, inibisce l'aterogenesi e stimola l'attività fibrinolitica del sangue.

Un migliore adattamento allo sforzo passa prima di tutto attraverso una migliore attività muscolare. L'esercizio fisico aumenta naturalmente, per un effetto ripetuto che interessa la densità capillare nel muscolo, la densità mitocondriale nel miocita e l'attività enzimatica cellulare.

La somministrazione di 50 mg/kg dell'estratto G115 per 12 settimane a gruppi di ratti a riposo ha permesso di osservare un aumento della densità capillare intramuscolare significativa come quella ottenuta in seguito a uno sforzo fisico. Al contrario, la somministrazione di ginseng a ratti in attività fisica non aumenta ulteriormente la proliferazione capillare [32].

Nei ratti trattati per 3 mesi con un estratto di ginseng (3, 10, 100 o 500 mg/kg) è stato anche misurato, nei muscoli soleo, tibiale posteriore e plantare, l'impatto di uno sforzo muscolare acuto. Gli Autori hanno evidenziato una stabilizzazione della membrana muscolare con una riduzione della funzione mitocondriale misurata come dosaggio dell'attività della citrato-sintetasi e della 3-idrossiacil-CoA deidrogenasi. Questi enzimi non variano dopo uno sforzo nei ratti trattati. La perossidazione lipidica aumenta dopo un esercizio nei ratti di controllo, ma diminuisce del 74% nei ratti trattati con ginseng [33]. Gli sforzi eccentrici dei muscoli provocano delle lesioni intratissutali. Con 100 mg/kg di ginseng, i muscoli conservano l'integrità della membrana mitocondriale con una riduzione di nitrati nei muscoli femorali (*vastus* 46% e *rectus* 26%) [34].

Per quanto riguarda la reazione dell'organismo, un apporto di ginseng in topi sottoposti a nuoto forzato, mostra un miglioramento della loro sopravvivenza.

Questo miglior adattamento allo sforzo si accompagna a una diminuzione delle alterazioni del DNA dei linfociti e riduzione della loro proliferazione [35]. In uno studio sul metabolismo energetico, gruppi di topi sono stati trattati per via i.p. con 20 mg/kg di estratto metanolico di radice principale di ginseng coreano di 8 anni (estrazione secondo Shibata) e sottoposti a nuoto forzato per 30-60 minuti. È stata riscontrata una diminuzione degli acidi grassi liberi plasmatici, un aumento dell'uso del glucosio (rispetto agli animali di controllo), una riduzione del tasso di lattati e piruvati circolanti [36]. Nel topo, la somministrazione della frazione di saponine (1,5 e 37,5 mg/kg) per via i.p. e *per os* mostra un effetto anti-astenico con un'attività natatoria prolungata, una diminuzione dell'attività dell'alfa-idrossibutirrato-deidrogenasi e dei livelli di lattati nel quadricipite (Bombardelli, 1980).

Per quanto riguarda il ginseng americano, gli studi di Hsu e coll. [37] hanno dimostrato nell'uomo che i volontari a cui era stato somministrato un estratto di ginseng per 4 settimane. sottoposti a un'apparecchiatura di marcia ergometrica, presentavano una riduzione del livello di creatina-chinasi e di lattato.

Resistenza alla stanchezza fisica

I principali studi, relativamente vecchi, sull'effetto del ginseng nello sforzo fisico sono riassunti nella Tabella 5. Sebbene esista una certa eterogenicità tra le diverse preparazioni di ginseng, tutte le preparazioni contenenti questa droga hanno un effetto. Ogni preparazione ha un potenziale terapeutico differente.

In questa Tabella bisogna osservare gli effetti del ginseng sulla stanchezza sia degli animali che dell'uomo. Il ginseng sembra agire prolungando la resistenza allo sforzo fisico, diminuendo i metaboliti muscolari che si formano in seguito a tale sforzo. La durata d'azione sembra persistere dopo l'interruzione della somministrazione di ginseng.

Effetti cardiovascolari

Il ruolo del ginseng nell'estensione delle arterie capillari a livello muscolare è importante per comprendere l'effetto prolungato (12 settimane, per esempio) sulla capacità muscolare. Bisogna anche verificare se i principi attivi del ginseng sono in grado di agire sulla pompa cardiaca poiché gli studi clinici vanno in questo senso.

Nei differenti studi si intravede che il ginseng migliora il ritmo cardiaco in un soggetto sotto sforzo diminuendone la frequenza. Uno studio del 1987 [42] evidenzia che in seguito alla somministrazione dell'estratto di ginseng G115 si ha un miglioramento dello stato dell'ossigeno nell'organismo. Aumenta la capacità dell'assorbimento e del trasporto di O_2 del 29%. Questo effetto provoca una minore perdita di vitalità nelle persone anziane. I ginsenosidi del *P. notoginseng* sono in grado di proteggere non solo il cuore e le coronarie, ma anche la circolazione cerebrale [43]. Sembrano avere anche un effetto sull'ipertrofia cardiaca agendo sulla norepinefrina. Tuttavia non riducono uno stato legato a un aumento della pressione arteriosa [44].

Il ginseng sembra essere tossico per le cellule miocardiche neonatali, mentre invece stimola l'attività dei cardiomiociti nell'adulto, aumentando il livello del cal-

Tabella 5 Effetti del ginseng in soggetti (topo, uomo) sottoposti a sforzo fisico

Modello (animale)	Tipo di ginseng	Popolazione	Effetti clinici	Autori
Salita (arrampicata)	Ginsenosidi purificati	Topi	Diminuzione della stanchezza	Brekhman e Dardymov
Nuoto	10 ml corrispondenti a 1500 mg di radice secca in somministrazione acuta e cronica	Topi	Minore stanchezza, migliore *performance*	Banerjee, 1982 [31]
Nuoto	Estratto etereo e butanolico di ginsenosidi, 220 mg/kg per via orale	Topi	Prolungamento dello sforzo, minore stanchezza.	Han, 1982 [38]
Modello (uomo)	**Tipo di ginseng**	**Popolazione**	**Effetti clinici**	**Autori**
Misura ergometrica	Ginseng al 4% o al 7% di ginsenosidi per 9 settimane	Uomini sportivi dai 18 ai 31 anni, N=30	Aumento della capacità fisica aerobica, diminuzione del livello dei lattati, diminuzione dei tempi di recupero. Nessuna differenza tra i due dosaggi	Forgo et al., 1982
Misura ergometrica	Estratto di ginseng al 7% (200 mg al giorno) per 9 settimane ed estratto al 4% + vitamina E	Sportivi dai 19 ai 31 anni, N=30	Miglioramento significativo della capacità ergometrica, diminuzione del livello dei lattati e della frequenza cardiaca. Nessuna modificazione dei livelli ormonali	Forgo et al., 1983
Studio ergometrico sulla durata dell'effetto	Estratto di ginseng al 4%, 2 volte 100 mg corrispondenti a 500 mg di radice, per 9 settimane	Sportivi dai 20 ai 30 anni, N= 28	Aumento significativo della capacità di prendere CO_2, diminuzione della frequenza cardiaca, miglioramento della funzione polmonare. Durata degli effetti: 3 settimane dopo interruzione del trattamento	Forgo et al., 1985
Studio ergometrico sulla capacità fisica	3 capsule da 70 mg di estratto di ginseng	Sportivi dai 17 ai 41 anni, N= 10	Miglioramento significativo dello sforzo anaerobico, riduzione significativa dei livelli dei lattati. Nessun miglioramento a livello polmonare e sul consumo di O_2	Wyss et al., 1982
Effetto sulla convalescenza dopo laparotomia a fini ginecologici	Estratto di ginseng concentrato (ginsenoside-trioli) 230 mg/giorno corrispondenti a 7,5 g di polvere di ginseng	Pazienti operati di laparotomia, N= 120	Miglioramento significativo dei livelli di leucociti, delle proteine sieriche e del peso delle pazienti, riduzione della glicemia, limitazione dell'aumento della colesterolemia	Chang, 1978
Effetto sulla stanchezza	G115	Doppio cieco *versus* placebo	Miglioramento delle *performance* e riduzione della stanchezza	Le Gal, 1996 [39]
Effetto sullo sforzo nell'esercizio estremo		Doppio cieco *versus* placebo	Nessun risultato probante	Engels e Wirth, 1997 [40]
Effetto sullo stato di spossatezza	Doppio cieco con complesso multivitaminico e G115 ginseng	625 persone con sintomi di spossatezza	Effetto distinto da un semplice *cocktail* vitaminico	Caso Marasco, 1996 [41]

cio intramiocitico [45]. A livello sierico, gli estratti di *Panax quinquefolius* diminuiscono il tasso di glucosio, di colesterolo totale e dell' LDL, proteggendo le coronarie dei pazienti con iperglicemia [46]. Il ginsenoside Rd blocca l'ingresso del calcio a livello dei canali della muscolatura liscia vascolare [47]. I ginsenosidi Rg1 e Re favoriscono sia l'angiogenesi che il *growth factor* fibroblastico di base (bFGF), sebbene i neovasi persistano dopo la soppressione del loro apporto [48].

D'altronde, senza essere un trattamento per la debolezza coronarica, il ginsenoside Re, uno steroide (fitosterolo), impedisce la penetrazione del calcio nella cellula muscolare cardiaca durante l'ischemia. Agisce sui canali cardiaci del K^+ e protegge contro una lesione ischemica.

Effetti neuropsichici

Nel coniglio è stato osservato un migliore utilizzo di glucosio in aerobia, una diminuzione dei livelli di lattati e piruvati a livello cerebrale (Hassan, 1985), e una stimolazione dell'attività della corteccia cerebrale verificata mediante EEG (disincronizzazione). Questa constatazione ha descritto per la prima volta gli effetti del ginseng sulla corteccia cerebrale, ma anche sui disordini neuropsichici.

Già nel 1978, Petkov aveva evidenziato gli effetti di questa droga sull'aumento dei neurotrasmettitori corticali come la dopamina e la noradrenalina, e una diminuzione della serotonina. Per determinare l'attività sul sistema nervoso centrale e sui neuromediatori, ha trattato un gruppo di topi con un dosaggio di 100 mg/kg di ginseng (in polvere micronizzata di 100-300 μm di diametro alla concentrazione del 5% in una sospensione di gomma di acacia) per 2 e 7 settimane. Questa preparazione ha aumentato il tasso di VMA e di HMA nel gruppo degli animali trattati per 7 settimane. A livello cerebrale ha inibito la sintesi di certi neuromediatori o ne ha facilitato il metabolismo (dopamina, norepinefrina, 5H-triptofano). Ha indotto più motilità nei topi che hanno avuto un cambiamento comportamentale, mettendosi a costruire delle specie di nidi [49]. Secondo Itoh e coll., i protopanaxadioli inibiscono l'attività del sistema nervoso centrale, mentre i protopanaxatrioli l'hanno stimolata. In effetti il ginseng è stato somministrato 2 volte al giorno a una concentrazione di 100 mg/kg per 2 o 7 settimane nel topo. L'attività motrice di verticalizzazione e orizzontalizzazione del topo è cresciuta in maniera significativa nel gruppo che ha ricevuto la droga per 7 settimane. Il metabolismo delle monoammine cerebrali a livello corticale, come quello del 5-HT a livello dello striato e del cervelletto viene facilitato. A livello del mesencefalo e dell'ipotalamo, il 5-HT è inibito. Nel gruppo trattato per 7 settimane solo il 5-HT del cerebello è attivato [49]. Tutto ciò spiega bene l'interazione tra il ginseng e il sistema nervoso centrale, dove, più che i meccanismi di azione complessi, contano i risultati farmacoclinici.

I ginsenosidi sono degli attivatori della secrezione e degli inibitori della ricaptazione di diversi neurotrasmettitori a livello delle sinapsi cerebrali. La forte concentrazione in ioni K^+ provoca a livello sinaptico una secrezione quasi fisiologica di noradrenalina. I ginsenosidi totali inibiscono questa secrezione provocata da K^+, e al contrario attivano la ricaptazione della noradrenalina.

Questi effetti del ginseng e dei suoi principi attivi sono stati messi in dubbio perché sembra che i ginsenosidi non siano in grado di oltrepassare la barriera emato-encefalica. È possibile ipotizzare che non siano i ginsenosidi in sé, ma, ad esempio, alcuni dei loro metaboliti che potrebbero essere lipofili ed essere all'origine degli effetti neurotropi.

I metaboliti delle saponine del ginseng si formano nell'intestino quando sono a contatto con la flora intestinale. L'incubazione anaerobica provoca una fermentazione che libera a partire dai ginsenosidi Rb1, Rb2, Rc, Re e Rg1 i metaboliti 20-O-beta-D-glucopiranosil-20(S)-protopanaxadiolo (I) 20-O-[alfa-L-arabinopiranosil (1→6)-beta-D-glucopiranosil]-20(S)-protopanaxadiolo (II), 20-O-[alfa-L-arabino-furanosil (1→6)-beta-D-glucopiranosil]-20(S)-protopanaxadiolo (III), e 20(S)-protopanaxatriolo (IV). Dopo somministrazione di un estratto di ginseng (150 mg/kg/die), Hasegawa e coll. [67] hanno individuato nel sangue i metaboliti I-IV e nelle urine il 20(S)-protopanaxadiolo (XII) tra 0,3-5,1 µg/ml e 2,2-96 µg al giorno.

Effetti sulle funzioni nervose

Alcuni effetti del ginseng sul tessuto nervoso sono stati verificati a scopo terapeutico. Così i ginsenosidi Rb1 e Rg1 (Remember-FX®) hanno un effetto neurotrofico e neuroprotettore sulle cellule nervose *in vitro*. In coltura, queste sostanze stimolano il *nerve growth factor* e permettono la protezione dei neuriti da un agente tossico come 1-metil-4-fenil-1,2,3,6-tetraidropiridina [68]. Le saponine grezze estratte dal ginseng coreano proteggono i neuroni corticali in coltura dagli effetti della citocalasina-B [69]. L'estratto di ginseng e in particolare il ginsenoside Rg3 protegge la corteccia cerebrale dal danno indotto dall'acrilamide [70]. Nel ratto, l'estratto di ginseng riequilibra la *performance* mnemonica, danneggiata dalla scopolamina [71]. I ginsenosidi Rb1 e Rg1, somministrati per via i.p. nei topi, aumentano la densità sinaptica a livello dell'ippocampo con un incremento del marcatore proteico, la sinaptofisina. I topi a cui vengono somministrate queste sostanze esibiscono delle migliori *performance* di apprendimento [72] dell'orientamento spaziale. I ginsenosidi Rb1 e Rg1 hanno un effetto sull'apprendimento, la consolidazione e l'evocazione dei fatti memorizzati. Questa attività potrebbe essere collegata a una stimolazione dell'attività della catalasi cerebrale, un effetto sulle membrane cerebrali con un aumento della biosintesi delle proteine, del tasso di ACTH nel sangue con una riduzione di 5-HT [73].

Rausch e coll., ricercatori all'Università di Veterinaria, ritengono che l'estratto di ginseng standardizzato in saponine, utilizzato come tonico per l'omeostasia, potrebbe essere utile nei disturbi del sistema nervoso centrale. Questa droga si oppone ai tossici del sistema nervoso: radicali liberi, NO, sostanza ß-amiloide, ecc. [74]. Van Kampen e coll. credono che il ginseng sia in grado di rallentare l'evoluzione del Parkinson [75, 76]. La Tabella 6 riporta le principali attività del ginseng e dei ginsenosidi sul sistema nervoso.

Tabella 6 Principali attività del ginseng e dei ginsenosidi sul sistema nervoso

Droga o principio/i attivo/i	Zona d'attività	Modo d'azione	Autori
Ginseng-saponine	Sinaptosomi	Influenza la ricaptazione dei neurotrasmettitori GABA, NA, DA, glutammato, 5-HT	Tsang, 1985 [50]
Ginsenosidi totali	Corteccia cerebrale,	Riduzione della liberazione della noradrenalina indotta da un livello elevato di K(+)	Tsang, 1986 [51]
Ginsenoside Rg1	Cellule dopaminergiche del mesencefalo	Effetto neurotropo e protettore	Radad, 2004 [52]
Ginsenoside RH2	Recettori a livello del ventricolo	[3H]MK-801, [3H]muscimolo [3H]flunitrazepam	Jang, 2004 [53]
Ginsenoside Rc	Oociti di Xenopus	Inibizione del GABA A	Choi, 2003 [54]
Ginseng rosso	Rafe dorsale	Inibizione della serotonina Inibizione della sintesi della serotonina durante lo sforzo Inibizione della triptofano idrossilasi	Min, 2003 [55]
Ginseng	Corteccia	Attenuazione dell'aumento della serotonina ipotalamica e cerebrale indotta dallo stress	Bhattcharyva, 1999 [56]
Ginsenosidi Rg3, Rg2	Oociti di Xenopus	Recettore 5-HT 3A (Azione sulle nausee, gli spasmi del colon, ecc.)	Choi, 2003 [57]
Ginsenoside Rb1	Ippocampo	Favorisce il rilascio di acetilcolina	Benishin, 1991 [58]
Ginsenoside Rb1	Ippocampo	Attenuazione dell'attività inibitrice delle proteine beta-amiloidi sulla secrezione di acetilcolina	Lee, 2001 [59]
Ginsenosidi	Pituitaria	Inibizione del recettore del N-metil-d-aspartato	Filaretov, 1988 [60]
Metaboliti dei ginsenosidi	Surrenale	Inibizione dei recettori nicotinici all'acetilcolina e riduzione della secrezione di catecolamine dalle cellule cromaffini surrenaliche	Tachikawa, 2003 [61]
Ginsenoside Rg2		Blocco selettivo dei recettori nicotinici all'acetilcolina e al GABA Inibizione dei recettori muscarinici e istaminici	Tachikawa, 1999 [62]
Ginseng, principi attivi sconosciuti	Ipotalamo e ipofisi	Effetto sulla ß-endorfina e la dinorfina A	Ho, 1985 [63]
Saponine grezze del ginseng coreano	Ipotalamo	Inibizione dell'espressione della leptina e del neuropeptide Y (sazietà)	Kim, 2005 (64)
Sospensione acquosa di *P. quinquefolius*	Cervello sotto stress	Normalizzazione dei livelli cerebrali di IL-2, IL-6 Riequilibrio dei livelli di NA, DA e 5-HT nell'ippocampo, e di NA e 5-HT nella corteccia	Rasheed, 2008 [65]
Ginsenoside Rh2	Corteccia, astrociti	Stimolazione del polipeptide attivatore dell'adenilato ciclasi, che agisce sul recettore PAC1. Azione sull'intossicazione corticale da ß-amiloide	Shieh, 2008 [66]

Effetti neuropsichici nell'uomo

Dopo aver visto gli effetti del ginseng sui neurotrasmettitori e i tessuti nervosi, bisogna interessarsi anche agli effetti neuropsicologici, cioè al funzionamento cerebrale. Dall'esame della Tabella 7 si evince che il ginseng è uno stimolante neuropsichico che migliora la *performance* neuropsichica: astenia psichica, disordini della funzione intellettuale, della memoria, dell'apprendimento, ecc.

Le saponine del ginseng si oppongono all'analgesia ottenuta con la morfina.

Tabella 7 Effetti neuropsichici del ginseng nell'uomo

Protocollo	Tipo di droga	Soggetti	Effetti	Autori
Effetti sullo stato fisico e psichico e parametri soggettivi	Estratto idroalcolico corrispondente a 1g di radice, per 12 settimane	60 uomini e donne, dai 22 agli 80 anni	Miglioramento del tempo di reazione, della coordinazione delle mani, miglioramento del test di sforzo (salita di scale), miglioramento dello stato psichico e dei parametri di autovalutazione. Nessun effetto sull'umore	Dörling, 1980
Effetti sui parametri psichici, l'acuità visiva ed acustica, il tempo di reazione	Estratto idroalcolico al 4%, 2 volte 100 mg corrispondenti a 500 mg di radice, per 9 settimane	120 soggetti	Miglioramento dei parametri autovalutati, del tempo di reazione, del funzionamento polmonare. Nessun effetto ormonale	Forgo, 1981 [77]
Effetti sulle *performances* mentali e l'umore	Ginseng rosso della Corea corrispondente a 1,5g	50 soggetti con più di 60 anni	Riduzione della stanchezza, miglioramento della velocità nell'effettuare un atto, di reazione, del tempo di decisione. Nessun effetto sulla cognizione, umore, sensazione di soddisfazione	Fulder, 1984
Effetti delle funzioni psichiche e psicomotorie	Estratto standardizzato di ginseng coreano corrispondente a 500 mg per 12 anni	32 uomini dai 20 ai 24 anni	Miglioramento del test mentale aritmetico Nessuna azione su altri parametri psichici e psicomotori	D'Angelo, 1986 [78]
Effetti sullo stato psichico, neuropsichico e psicosociale	Polvere di ginseng, 2 volte, 350 mg al giorno	60 soggetti di una casa di riposo, con più di 71,5 anni	Miglioramenti delle variabili psichiche, psicofisiche e psicosociali. Il miglioramento persiste 50 giorni dopo la sospensione del trattamento	Siegel, 1979
Effetti sullo stato psicastenico. Psicastenia al secondo anno di vita	Estratto G115 e altri estratti G115		Miglioramento delle *performances* psicomotoria e neuropsichica	Rosenfeld, 1989 [79] Mulz, 1990 [80] Gianoli, 1984 [81]

Hanno anche un effetto contrario alla tolleranza al dolore e alla dipendenza da morfina. Intervengono mediante l'inibizione della morfino-6-deidrogenasi, che catalizza la sintesi di morfinone a partire dalla morfina, aumentano il glutatione epatico che partecipa alla disintossicazione da morfina [82]. Questi effetti possono essere attribuiti a un'attività complessa che coinvolge i recettori della dopamina e il recettore serotoninergico/adenosina A2A/delta-oppioide. È stato dimostrato che la somministrazione di metamfetamina (2 mg/kg) determinava il classico effetto ipercinetico nei topi i quali, inoltre, sviluppavano un'ipersensibilità al recettore della dopamina. L'iniezione di saponine di ginseng blocca gli effetti della metamfetamina e l'attività dopaminergica. Kim e coll. suggeriscono che i ginsenosidi potrebbero essere un mezzo terapeutico efficace contro gli effetti secondari degli psicotropi (morfina, amfetamina, cocaina, nicotina) [83].

È molto probabile che le interazioni tra ginseng, strutture cerebrali e neurotrasmettitori siano regolate anche da altri meccanismi molecolari come la riduzione del flusso dello ione Ca^{++} o anche gli effetti sui radicali liberi [84].

In Oriente, il ginseng è spesso utilizzato in associazione con altre piante. Una delle sue preparazioni, il Sho-ju-sen, contiene degli estratti di foglie di kumazasa (*Sasa kurinensis* Makino e Sibata), di pino rosso del Giappone (*Pinus densiflora* Sieb. e Zucc) e il ginseng (*Panax ginseng* C.A. Meyer). Alcuni studi giapponesi dimostrano che questa associazione assunta per 21 giorni migliori il bisogno di chiedere aiuto a terzi e la dipendenza fisico-psichica. L'effetto compare praticamente dopo almeno 10 giorni di trattamento. Sembra che l'estratto di pino rosso giapponese, di foglie di kumazasa o di ginseng utilizzate separatamente migliorino solo leggermente l'umore. Gli Autori concludono che la preparazione Sho-ju-sen agisce come un vero antidepressivo dopo un periodo di attesa di almeno 15 giorni.

Le associazioni di piante medicinali possono avere effetti più significativi rispetto alla singola assunzione. Il ginseng associato al ginkgo si rivela in effetti molto efficace nei pazienti neurastenici e in quelli che soffrono di disturbi cognitivi e mnemonici [85, 86]. Da due stimolanti neurotrofici otteniamo un farmaco nootropo.

Effetti sul sistema immunitario

Effetti immunomodulatori

L'effetto della stimolazione della resistenza e l'effetto fortificante generale è un concetto antico della medicina tradizionale cinese. Pertanto, solo in tempi moderni si è sviluppata la nozione di resistenza ai germi infettivi. H. Wagner (*Immunomodulatory Agents of Plants*, red. 1999) fu tra i primi che cercarono di definire i modelli farmacologici per lo studio dell'effetto immunologico delle piante sugli organismi animali. Incluse questa nozione di stimolazione della resistenza aspecifica dell'organismo ai germi infettivi nel concetto generale di una pianta adattogena.

Da allora, numerosi lavori hanno cercato di valutare il potere immunologico del ginseng *in vitro* o *in vivo*.

Nell'uomo si osserva una resistenza all'infezione che si può tradurre come una riduzione dell'insorgenza e della durata dell'infezione, nonché delle recidive. Un'altra applicazione è quella riguardante il sistema immunitario che interviene nei fenomeni reumatici e nell'insorgenza dei tumori. A livello farmacologico, bisogna valutare su quali elementi, fattori, cellule immunitarie, ecc., agisce il ginseng.

Gli effetti immunostimolanti del ginseng sono di diverso ordine e comprendono: un' azione che induce un aumento della chemiotassi, della fagocitosi, della produzione dei linfociti, del rapporto T4/T8 e infine una stimolazione delle cellule *natural killer* (NK).

Cho sostiene che i vari ginsenosidi agiscono differentemente sui linfociti. Rb1 e Re stimolano la proliferazione dei linfociti indotta dalla concanavalina A (Con A), mentre Rg1 non modifica questa proliferazione. Rb2, invece, blocca significativamente la proliferazione dei linfociti indotta da Con A, il lipopolisaccaride e la fitoemaglutinina. Rb2 inibisce la produzione di interleuchina-2 (IL-2) indotta da Con A. Re e Rg1 riducono la proliferazione delle cellule CD8+ T indotta da IL-2. Né Rb1 né Rb2 inibiscono la proliferazione delle cellule CTLL-2.

Rg1 stimola la linea T-Helper-2 e lo sviluppo delle cellule CD4(+) T incrementando la secrezione specifica delle citochine. È, quindi, sia un eccellente agente che stimola i CD4(+) T che un riequilibratore di disturbi patologici legati ai T-Helper-1, come alcuni reumatismi [87].

Secondo il principio dell'immunostimolazione aspecifica della difesa immunitaria dell'organismo (para-immunità), esistono due modi di attivazione dei leucociti: attraverso i metaboliti dei polisaccaridi (come il caso dei galattosidi), oppure attraverso la stimolazione indotta dalle saponine.

I polisaccaridi del ginseng, simili a quelli di *Echinacea angustifolia*, ma in misura meno intensa, agiscono sul sistema leucocitario, stimolano la fagocitosi e altri elementi dell'immunomodulazione nel caso, per esempio, di un'infezione da *Staphylococcus aureus* [88].

I polisaccaridi del ginseng (PMG), che derivano dalla lavorazione dell'estratto di ginseng, hanno delle proprietà immunomodulatrici sui macrofagi peritoneali. I PMG inducono significativamente la crescita della fosfatasi lisosomiale e l'indice fagocitario dei macrofagi peritoneali. I macrofagi peritoneali in presenza di ginseng producono una maggiore quantità di H_2O_2 e di nitriti rispetto al controllo senza PMG, aumentando, inoltre, anche la loro vitalità [89].

Gao e collaboratori [90] hanno purificato, a partire dalle foglie di ginseng, i polisaccaridi GL-NIa, GL-NIb neutri, e GL-AIa, GL-AIb acidi. I polisaccaridi GL-NIa (a base di arabinogalattani) e GL-AIa (a base di ramnogalatturonani) hanno una proprietà anti-complementare che passa probabilmente attraverso la via alternativa del complemento.

L'estratto del ginseng, come il composto Rb1, si è rivelato essere un adiuvante terapeutico atossico, e ha ottenuto un ampio effetto adiuvante nella vaccinazione dei bovini contro la mastite da ovalbumina e tossina dello *Staphylococcus aureus* [91].

L'aggiunta di un estratto acquoso di ginseng induce la crescita dose-dipendente della produzione di anticorpi nelle risposte immunitarie primarie e secondarie durante l'applicazione di eritrociti di montone come antigeni [92]. Si osserva una significativa attività fagocitaria e una stimolazione delle cellule, senza aumento del numero delle cellule immunocompetenti a livello della milza. La produzione degli interferoni in assenza di uno stimolo batterico è aumentata nell'animale sano. Diversi Autori hanno evidenziato che *in vitro* il ginseng provoca la produzione di interferoni da parte dei linfociti e un aumento della resistenza ai virus (Gupta, 1980, Singh, 1983 e 1984 [93, 94], Benxiang, 1985). Allo stesso tempo, Benxiang ha evidenziato un aumento del complemento sierico. L'estratto metanolico di ginseng, somministrato per 4 giorni ai topi, stimola l'attività fagocitaria delle cellule di Kupfer nel fegato e nella milza, così come quella dei macrofagi del sistema reticolo-endoteliale [95].

Durante un'infezione da microrganismi intracellulari come *Mycobacteria* e *Leishmania* o anche *Pseudomonas aeruginosa,* la risposta delle cellule T-Helper-1 che attivano i macrofagi è necessaria. Ora il ginseng, stimolando le cellule mononucleate del sangue, determina un significativo aumento dell'interleuchina 2 (IL-2). L'IL-2 che favorisce una risposta più significativa delle cellule T-Helper-1. Tutto ciò si traduce in una migliore protezione contro i germi [96].

Il trattamento con un estratto acquoso termolabile permette anche una sopravvivenza più elevata nei topi sottoposti a raggi X [97, 98]. In presenza di ginseng, i trombociti sierici raggiungono più rapidamente il numero ottimale, e a livello del midollo osseo si osserva un aumento delle cellule ematopoietiche e dei megacariociti (Yamamoto, 1978). La somministrazione di ginseng incrementa la sintesi delle proteine nel tessuto midollare e testicolare.

Il ginseng stimola la chemioluminescenza dei leucociti polimorfonucleati e attiva i macrofagi alveolari in presenza di *Pseudomonas aeruginosa* (patologia polmonare) [99]. In presenza di *P. aerigunosa,* il ginseng, a un dosaggio di 2,5 mg/kg, stimola le risposte dei T-Helper-I. A livello polmonare, i ginsenosidi inibiscono la secrezione di istamina. Rb1 riduce la formazione di fosfatidilcolina inibendo la metiltransferasi I e II, e riduce anche la secrezione dei leucotrieni [100].

Il ruolo immunitario può avere luogo sia per via sistemica che a livello locale. Il ginseng, come la salvia, sono degli adiuvanti della mucosa della bocca dove determinano una barriera immunologica contro il virus dell'influenza [101]. I polisaccaridi aggiunti a cellule infettate da *Rotavirus* lo inibiscono debolmente, mentre i ginsenosidi non hanno alcun effetto, suggerendo che l'effetto del ginseng non è diretto, ma stimola il sistema di difesa del soggetto che lo assume [102].

Il ruolo immunomodulatore si può anche esprimere in altri tessuti, come le articolazioni. Rb1 inibisce significativamente l'incremento del *tumor necrosis factor*-alfa (TNF-alfa) nelle cellule mononucleate periferiche del sangue, i sinoviociti *fibroblasti-simile* e i condrociti attivati dall'IFN-gamma, il lipopolisaccaride o l'IL-1. La somministrazione di Rb1 determina un miglioramento significativo dell'artrite indotta nei topi dal collagene. Dal punto di vista istologico, si osserva che Rb1 riduce l'infiltrazione cellulare e la distruzione della cartilagine, ed è accompagnata da una netta riduzione dell'espressione di TNF-alfa. Possiamo dunque considerare l'uso dell'Rb1 nel trattamento dell'artrite reumatoide o delle patologie in cui è coinvolto il TNF-alfa [103].

Scaglione e coll. [104] hanno dimostrato, in uno studio su 60 persone, che l'estratto di ginseng G115 rispetto a placebo determinava dei miglioramenti del sistema immunitario e in particolare dei linfociti. In un altro studio, gli stessi Autori dimostrano la capacità del ginseng di potenziare la vaccinazione contro il *Virus influenzae* e in generale di prevenire il raffreddore [105]. Tutti questi dati ci permettono di dire che il ginseng possiede effettivamente due tipi di molecole, i ginsenosidi e i polisaccaridi, che hanno degli effetti complementari nella stimolazione dell'immunità di un organismo. La stimolazione specifica del sistema linfocitario e le sperimentazioni sulle infezioni virali suggeriscono che il ginseng possa essere utile nella prevenzione e nel decorso delle malattie virali. Gli studi sull'uomo sono poco numerosi per queste indicazioni; il suo utilizzo nella medicina tradizionale, è solo agli inizi. Infatti, nel passato, si utilizzava *Echinacea angustifolia* var. *purpurea* in monoterapia, nella prevenzione delle patologie invernali. Se facciamo una sintesi dei dati precedenti, per tale scopo sarebbe conveniente utilizzare la radice grezza, gli estratti acquosi, o una miscela di estratti acquosi e idroalcolici, allo scopo di poter beneficiare di tutti i principi attivi del ginseng. Sebbene il ginseng coreano sia il più utilizzato, ci si rende conto che per un trattamento di immunoterapia anche il ginseng americano può essere efficace. Al momento non esistono lavori sull'uomo o perlomeno *in vivo* sull'animale che ci permettano di dimostrare tutto ciò. In molti casi, quindi, il ginseng sarà associato a altre piante con proprietà immunostimolanti, come l'echinacea o l'eleuterococco.

Apporto del ginseng in oncologia

In oncologia sono presenti numerose informazioni sul ginseng e la sua attività antitumorale, sia essa diretta, indiretta o complementare nei trattamenti di diverse neoplasie.

In una sperimentazione *in vivo,* a lungo temine, sui topi, un estratto acquoso di ginseng ha avuto un effetto significativo sui tumori provocati da sostanze cancerogene. In effetti, gli Autori hanno osservato una riduzione sia dell'incidenza del carcinoma, della sua dimensione nonché della diffusione delle metastasi. I topi con adenoma polmonare indotto da sostanze come il benzoantracene o l'uretano, trattati con ginseng, sopravvivevano più a lungo. Il ginseng, invece, non aveva alcun effetto sullo sviluppo dei sarcomi indotti dalla nitrosoguanidina [106]. In un gruppo di 101 pazienti con tumori diversi, l'associazione ginseng/chemioterapici ha determinato nel 70% dei casi un miglioramento dei sintomi, un migliore stato di salute generale, meno dolore, maggiore appetito, aumento di peso e miglioramento di alcuni parametri biologici (emoglobina, profilo delle immunoglobuline e dei linfociti) (Murato e Hirano, 1978).

Il confronto tra gli effetti del ginseng, l'erba di leuzea e l'eleuterococco mostra una riduzione della proliferazione di cellule tumorali indotte dalla N-nitrosoetilurea [107]. In uno studio russo sono stati osservati gli effetti del bioginseng (tessuti estratti da una coltivazione standard di radice di ginseng), del panaxel e del panaxel-5, estratti da una coltura di radice di ginseng su un terreno standard arricchito di 2-carbossietilgermanio sesquiossido o di 1-idrossigermatrano-monoidrato. Queste tre preparazioni di ginseng hanno inibito lo sviluppo di tumori mammari provocati dall'iniezione *in situ* di N-metil-N-nitrosourea, di tumori cerebrali e della corda spinomidollare indotti dalla somministrazione transplacentaria di N-etil-N-nitrosourea, nonché di tumori uterini, cervicali e vaginali indotti dall'applicazione locale di 7,12-dimetilbenzilantracene. Secondo gli Autori, questo effetto antitumorale è spiegato dal fatto che i tre preparati provocano l'attività citotossica dei macrofagi (nei topi), inducono la formazione di linfociti T a rosetta (nelle cavie) e stimolano la produzione di ormoni della tiroide (nei ratti) [108].

Suh e coll. hanno dimostrato l'effetto della polvere di *P. ginseng* C.A. Meyer nei postumi dell'intervento da carcinoma gastrico al III stadio [109]. Dopo l'intervento chirurgico, il ginseng ristabilisce il livello dei linfociti CD4 e inibisce la riduzione delle cellule CD3 durante la chemioterapia. Lo studio, della durata di 5 anni, mostra che con o senza chemioterapia, i pazienti che assumevano ginseng presentavano un tasso di sopravvivenza più elevato di quelli del gruppo placebo (76,4% e 38,5%, rispettivamente).

Tutte queste ricerche suggeriscono che il ginseng possa giocare un ruolo complementare nel trattamento di alcuni tumori. Il meccanismo d'azione non è ancora del tutto chiaro ed è probabilmente complesso. Seguendo la teoria di Hänsel, bisogna indirizzarsi di nuovo verso le differenti attività immunologiche dei ginsenosidi e dei peptidoglicani contenuti nel ginseng. La prima attività è l'effetto irritativo (infiammatorio) delle saponine, già dimostrato anticamente per i glicosidi triterpenici di *Quillaya saponaria*, (la *Reizkörpertherapie* di Hänsel). Come per altre sostanze, le saponine del ginseng possono infiammare la mucosa intestinale e alterare il sistema immunologico e linfatico del tratto digerente. I peptidoglicani e i polisaccaridi del ginseng hanno un effetto di stimolazione diretta sugli elementi figurati del sangue o del lume intestinale e dei gangli intestinali oppure un effetto indiretto da parte dei loro metaboliti. D'altra parte, è probabile l'implicazione di effetti corticosteroidi dei ginsenosidi che presentano una struttura steroidea con un effetto di tipo *cortisonico*. L'effetto steroideo dei ginsenosidi spiega tra l'altro gli effetti endocrino-metabolici del ginseng. Inoltre, è molto probabile che i ginsenosidi esercitino un effetto glucocorticoide diretto sulle membrane delle cellule tumorali.

Il tumore della prostata è una questione delicata per i medici che usano il ginseng come medicamento tonificante o complementare alla chemioterapia, a causa del suo effetto endocrino e dell'eventuale incremento del tasso di testosterone [110]. Wang e coll. hanno recentemente isolato una sostanza da *Panax notoginseng*, il 20(S)-25-metossil-dammarane-3beta,12beta, 20-triolo (25-OCH3-PPD), simile ai ginsenosidi Rh2, Rg3, e 20(S)-protopanaxadiolo [111]. Questa sostanza riduce la sopravvivenza e la proliferazione delle cellule tumorali prostatiche LNCaP (androgeno-dipendenti) e PC3 (androgeno-indipendenti) inducendo l'apoptosi e riducendo la sintesi delle proteine. Questa molecola incrementa l'espressione e l'attività di proteine pro-apoptotiche (PARP, caspasi-3, -8, e -9). Nelle cellule LNCaP, il 25-OCH3-PPD inibisce l'espressione dei recettori degli androgeni. Questa sostanza è stata dunque associata alla chemioterapia o alla radioterapia. La sua tossicità nei confronti delle cellule sane è bassa. Dunque, agisce sulle cellule tumorali prostatiche androgeno-dipendenti e non androgeno-dipendenti e si rivela più efficace dei tradizionali Rh2, Rg3, e 20(S)-protopanaxadiolo.

Uno dei meccanismi di inibizione della crescita delle cellule tumorali è l'azione sull'aumento del potenziale di membrana delle cellule, come quelle del tumore della prostata o dei gliomi. Sono Rb2, Rg3 e Rh2 che incrementano in questo modo il potenziale che è indipendente dal livello di Na^+ [112].

Effetti metabolici ed endocrini

Nei capitoli precedenti abbiamo avuto un'idea dell'azione del ginseng sullo stato fisico nello sforzo, sul sistema neuropsichico e sul sistema immunitario. A livello del corpo stesso, il ginseng ha un'azione completa sia sugli elementi della struttura che su quelli del sistema endocrino (vedi schema seguente). Pertanto per avere un quadro più completo di questa "panacea", analizzeremo ancora gli effetti di detossificazione.

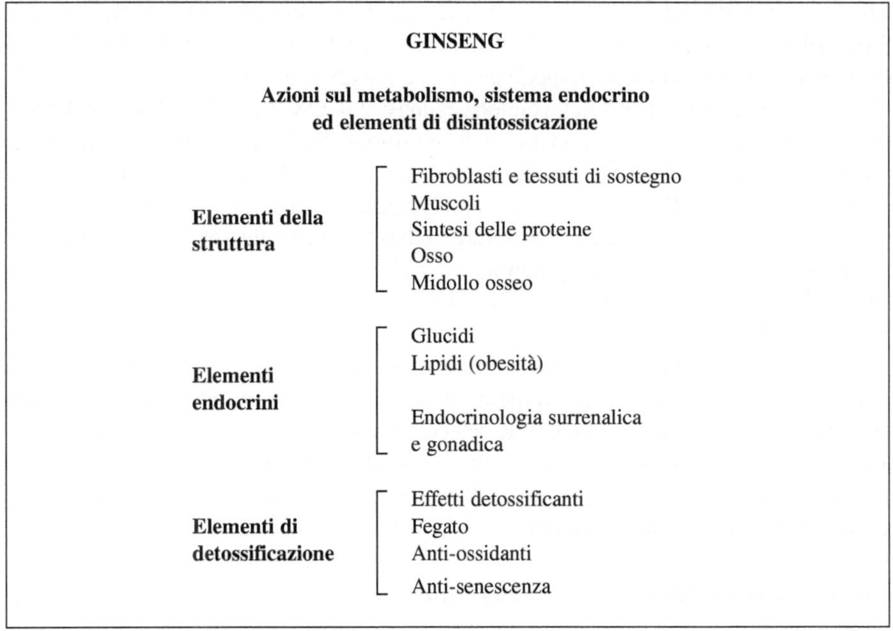

Effetti sulle strutture e sui tessuti

Bisogna innanzitutto sottolineare che il ginseng ha un' attività stimolante e rigenerativa sia somministrato per via generale che per applicazione topica. Questo ruolo anabolico-mimetico non è associato a un effetto virilizzante (Dardymov, Schole, 1978).

Effetto a livello dei tessuti

L'estratto di ginseng rosso, chiamato KTNG0345, ha un effetto sulla biosintesi del procollagene e sull'attività delle metalloproteinasi a livello dei fibroblasti del derma [113]. Questa preparazione è conosciuta anche per la sua capacità di limitare la formazione delle rughe e l'essiccamento della pelle durante l'esposizione agli UV [114].

La stimolazione del sistema reticolo-endoteliale e della sintesi proteica è stata evidenziata già nel 1974 (Ijima, Yamamoto) con la concomitante inibizione della degradazione dell'albumina intracellulare [115]. Al fine di verificare questa proteosintesi in presenza di estratto di ginseng, Yamamoto e coll. [116] l'hanno misurata nei tessuti testicolari e hanno notato un aumento *in vitro* della sintesi del DNA e delle proteine da parte del tessuto gonadico; questa proteosintesi è inibita dalla cicloesimide, un antibiotico inibitore della sintesi proteica. L'effetto sui fibroblasti potrebbe essere correlato all'azione *cortisone-simile* dei ginsenosidi. Il ginseng è in grado di rigenerare ferite del tessuto nervoso grazie a RB1 e Rh che agiscono in sinergia sulle fibre nervose attraverso il *nerve growth factor* (Saito, 1995).

L'estratto di ginseng ricco in saponine applicato localmente sotto forma di crema allo 0,1% inibisce del 38,8% il gonfiore del padiglione auricolare indotto nei topi dall'oxazolone. I ginsenosidi Rg3, Rf, e Rh2 alla concentrazione di 0,05% hanno lo stesso effetto con una riduzione, rispettivamente, del 47,5%, 34,8% e 49,9% in 16 giorni. Riducono i livelli di mRNA della cicloossigenasi-2 (COX-2), dell'IL-1beta, del TNF-alfa e dell'interferone-gamma indotti dall'oxazolone. Rh2 inibisce significativamente l'espressione della COX-2 e della NO-sintetasi nelle cellule RAW264.7 stimolati con lipopolisaccaride (LPS). I ginsenosidi sono considerati come regolatori dell'espressione delle citochine e in grado di migliorare la dermatite da contatto e quella atopica.

È ormai noto che il ginseng, applicato localmente sulla pelle, ha le seguenti proprietà dermocosmetiche: epiteliogeno, eudermico, neurometabolico, antisenescente e antirughe.

Gli effetti eutrofici sulla muscolatura, osservati da Voces e altri Autori, sono stati confermati [117]. Il miglioramento della massa e dell'attività muscolare è correlato a una riduzione più lenta delle riserve di glicogeno, a un aumento della lipolisi e dell'ossidazione degli acidi grassi, ma anche a una migliore detossificazione e a una riduzione di lattati e piruvati. Il trofismo muscolare si sviluppa sia in condizioni anaerobiche che aerobiche.

Effetti su ossa, midollo e osteopenia

Avendo dimostrato l'effetto del polissaccaride acido (PG-75) sulla proliferazione dei linfociti e l'attivazione delle cellule *natural killer*, Song et al. hanno descritto l'attività dei polisaccaridi sull'ematopoiesi [118]. *In vitro* sul midollo osseo del topo, il PG-75 agisce sulla crescita delle *colony-forming-cells* (CFC) con un aumento di circa 1,59 volte il numero delle colonie dei macrofagi. *In vivo*, il PG-75 stimola la formazione dei mielociti e delle cellule spleniche 3 ore dopo una iniezione via i.p. [118].

Quindi, l'attività sulla struttura ossea sembra essere ormone-dipendente e i ginsenosidi sembrano avere un effetto nelle disfunzioni ormone-correlate.

Il ginseng rosso, in polvere, è stato studiato al dosaggio di 0,1 g/kg/giorno *per os* su alcuni ratti femmine ovariectomizzate. La somministrazione di ginseng ha determinato un incremento del volume osseo della tibia. Inoltre, ha ridotto la dimensione delle formazioni villose nell'intestino. Gli Autori pensano che tale effetto nell'intestino e l'osteopenia siano complementari [119].

Una "forte" dose di estrogeni limitava la crescita ossea *in vivo* e aumentava la dimensione dell'utero. Una "forte" dose di ginsenosidi determina un aumento del volume osseo dell'84% (p < 0,01) e riduce il *turnover* del 64%. Piccole dosi di ginsenosidi associate a dosi moderate di estrogeni hanno un effetto preventivo sull'osteopenia del 202% con un rallentamento del *turnover* osseo del 66% e una riduzione del *turnover* degli osteoclasti del 72% [120]. Esiste, dunque, una azione sinergica benefica tra i ginsenosidi considerati come fito-estrogeni e gli estrogeni classici, che permette una migliore azione sull'osteopenia, ma anche una riduzione della dose di estrogeni necessaria.

In un ulteriore studio [121] sono stati misurati gli effetti dell'estradiolo e dei ginsenosidi sul metabolismo delle ossa. I risultati mostrano che tanto l'estradiolo (400 µg/kg per 1 settimana) quanto il ginsenoside (alle dosi di 10, 20, 30 mg/kg/*die*) si oppongono alla riduzione della densità minerale ossea indotta dall'ovariectomia e misurata a livello vertebrale e tibiale. Al dosaggio di 0,1 µmol per l'estradiolo e di 1-10 µmol per l'Rg1, le due sostanze aumentano il numero degli osteoblasti, l'attività della fosfatasi alcalina e la concentrazione intracellulare di AMP ciclico negli osteoblasti in cultura.

Effetti endocrini

Gli effetti estrogenici del ginseng (sia di *P. ginseng* che di *P. quinquefolius*) sono noti e sembrano essere importanti come quelli indotti dagli isoflavonoidi della soia. L'AFFSAPS nel rapporto del marzo 2005 su *Sicurezza e benefici dei fitoestrogeni ottenuti tramite l'alimentazione* segnala la presenza di un fito-estrogeno nel ginseng, ma anche che la sua attività deve essere ancora dimostrata. Questo effetto estrogenico sembra essere collegato a Rg1, ma non si può escludere l'effetto di altri ginsenosidi o di loro metaboliti.

La presenza dell'attività estrogenica è stata confermata da diversi gruppi di ricerca [122, 123].

Confrontando gli effetti dell'estradiolo (400 µg/kg) e del ginsenoside Rg1 (10, 20, 30 mg/kg), un gruppo di ricercatori cinesi ha messo in evidenza che le due sostanze contrastano la riduzione della densità ossea lombare e tibiale in ratti femmine ovariectomizzate. È stato dimostrato un aumento degli osteoblasti, una migliore attività della fosfatasi alcalina e della concentrazione intracellulare di AMP ciclico [122].

Utilizzando le saponine totali di *P. ginseng,* Ji e Lee [124] hanno studiato il loro effetto androgenico o estrogenico. Lo studio evidenzia che esse attivano sia i recettori per gli estrogeni che quelli per gli androgeni. Inoltre, aumentano l'espressione della risposta estrogenica nelle cellule del carcinoma mammario (MCF-7). Secondo Lee, Rg1 sarebbe un fitoestrogeno debole.

Un gruppo di ricerca della Clemson University della Carolina del Sud ha messo in dubbio che l'effetto del ginseng sui recettori per gli estrogeni sia legato ai ginsenosidi. Le sostanze contenute nel ginseng hanno una grande affinità per i recettori estrogenici alfa. Il legame con i recettori è più forte per l'estratto metanolico che non per quello acquoso. Lo studio dimostra anche che il legame ai recettori degli estrogeni potrebbe essere attribuito alla zearalenone, una micotossina prodotta dal *Fusarium* presente sulla radice del ginseng. Rg1 e Rb1 non si legherebbero ai recettori degli estrogeni. Tuttavia, il quadro generale non è chiaro, anche perché non esistono altri studi in merito [125].

I ginsenosidi e i loro metaboliti intestinali possono avere dei ruoli farmacologici differenti. Bae [123] reputa che il ginsenoside Re metabolizzato in Rh1 via Rg1 avrebbe l'effetto estrogenico più significativo sulle cellule del carcinoma mammario MCF-7. La sua attività sarebbe condizionata dalla flora intestinale (e particolarmente dai batteroidi JY-6).
Oltre all'attività estrogenica che sostituisce le gonadi, il ginseng presenta soprattutto un'azione a livello dell'asse ipotalamo-ipofisi-gonadico.

Effetti sul sistema androgenico

Dal 1982 è stato dimostrato che il ginseng, aggiunto alla dieta giornaliera con una percentuale dall'1 al 5%, fa aumentare il peso degli animali in 60 giorni. Con una dose del 5%, si assiste a un aumento significativo del livello di testosterone nel sangue. La prostata di questi animali si riduce significativamente rispetto al gruppo di controllo.

Nell'uomo è stato verificato l'effetto sulle gonadi. È stato condotto uno studio su sessantasei pazienti, 30 dei quali soffrivano di oligoastenospermia e 16 di oligoastenospermia accompagnata da varicocele. L'uso dell'estratto di ginseng induce un aumento del numero degli spermatozoi e della loro motilità, del tasso di testosterone totale e libero nel sangue e dei livelli di DHT (diidrotestosterone), di FSH e di LH. Ciò significa che il ginseng agisce sulle gonadi maschili, ma anche sull'asse ipotalamico-ipofisario [126]. Dalla produzione di spermatozoi alla copula non c'è che un passo, che deve necessariamente passare attraverso il sistema di stimolazione neuropsichica. Murphy e coll. [127] hanno dimostrato che la somministrazione di 10, 50 o 100 mg/kg di *P. quinquefolius* per 28 giorni, aumenta il comportamento copulatorio del ratto. In effetti in questi animali il tempo di latenza per l'atto sessuale, la penetrazione e l'eiaculazione, è ridotto. In questo studio, gli Autori non trovano variazioni dei livelli di testosterone o di LH, ma il tasso di prolattina è significativamente ridotto per ciascun dosaggio di ginseng adoperato. Alla dose di 100 mg/kg, i tempi di latenza per l'atto sessuale e la penetrazione sono ridotti a partire dal 4° giorno di trattamento, e l'eiaculazione è più rapida dal primo giorno. Non è stato riscontrato nessun aumento del peso corporeo, dei testicoli, delle vescicole seminali, della loggia anteriore dell'ipofisi o della milza. La riduzione della prolattinemia suggerisce che il miglioramento delle condizioni del rapporto sessuale, in seguito a trattamento con ginseng, potrebbe essere correlato a una variazione della neurotrasmissione dopaminergica. Anche a livello delle gonadi maschili, il ginsenoside Rb1 è il più attivo. Induce in maniera dose-dipendente la liberazione di LH dal lobo anteriore dell'ipofisi [128].

Un altro studio dimostrerebbe che la spermatogenesi sarebbe stimolata dal ginseng via CREM (modulatore della risposta dell'AMP ciclico) [129].

Effetti clinici

Per quanto riguarda la clinica ginecologica e andrologica, gli studi sull'uomo e sulla donna sono poco numerosi, sebbene gli effetti ormonali siano citati, e a ragione, come controindicazioni della droga.

Ginseng e sessualità maschile

Esiste uno studio che riguarda 90 pazienti affetti da disfunzione erettile. Nei pazienti trattati con ginseng, i cambiamenti sono stati significativamente ($p < 0,05$) positivi per la detumescenza precoce del pene, la difficoltà di mantenere la rigidità, le dimensioni del pene e la libido. I risultati globali sono stati soddisfacenti nel 60% dei casi (pazienti trattati con ginseng) e nel 30% dei casi (pazienti trattati con placebo o trapézoïdal). Ci sono stati dei casi di non-remissione completa dei sintomi, ma non c'è stata alcun caso di peggioramento dei sintomi. Se il ginseng è somministrato per un lungo periodo, si osserva un miglioramento della perfusione vascolare del pene. L'azione del ginseng non si colloca unicamente a livello neuropsichico. Un'attività antidepressiva della componente libidica si accompagna a un effetto periferico direttamente sul turgore del pene [130].

I ricercatori del dipartimento d'urologia dell'Università di Ulsan (College of Medicine) hanno utilizzato l'*Index of Erectile Function* per misurare gli effetti del ginseng coreano alla dose di 900 mg tre volte al giorno su 45 pazienti con disfunzione erettile per una durata di 8 settimane. Il punteggio finale è ampiamente positivo: con un punteggio di 28,0 +/–16,7 per 2 settimane, 38,1 +/–16,6 per 8 settimane contro 30,9 +/–15,7 ($p < 0,01$). La penetrazione e il mantenimento dell'erezione sono significativamente e positivamente influenzati. Il 60% dei pazienti trattati ammette che il ginseng apporta un miglioramento dell'erezione [131].

Ginseng e menopausa

La scoperta di fitoestrogeni e il loro potenziale utilizzo nel trattamento dei sintomi legati alla pre- e alla menopausa è relativamente recente. Le saponine che presentano una attività estrogenica non sono numerose. Citiamo la diosgenina dello yam (*Dioscorea*) che è una saponina steroidica che serve giustamente per l'emisintesi di estroprogestinici, corticoidi e glicirizzina, una saponina triterpenica della liquerizia. Le saponine del ginseng sono dunque ben identificate nel mondo dei fitoestrogeni, ma possono avere un interesse in campo clinico.

Reinold [132] ha studiato il G115 (2 capsule di G115 al giorno per 3 mesi) in pazienti convalescenti (isterectomia) e donne in menopausa. L'Autore nota un miglioramento della qualità della vita, dell'adinamia, delle vertigini, dei disturbi del sonno e dell'umore. Non si sono manifestate modificazioni a livello del collo dell'utero né a livello della vagina.

Uno studio del 1999 ha indagato i sintomi della menopausa in donne coreane affette da una sindrome menopausale severa che hanno ricevuto quotidianamente 6 g di ginseng per 30 giorni. Il ginseng rosso ha migliorato il senso di stanchezza, l'insonnia e la depressione. La scala *State-Trait Anxiety Inventory* è migliorata. Inoltre, nei casi in cui non si sia manifestato alcun miglioramento nella scala, si è assistito tuttavia a un incremento del rapporto cortisolemia/DHEA, diminuito rispetto alle donne che non avevano sintomi menopausali [133].

Effetto sull'asse ipotalamo-ipofisi-surrene

Grazie a diverse ricerche che mostrano bene il rapporto tra il cervello e il sistema ormonale, tutto sembra indicare che il ginseng abbia un'influenza sull'asse che lega le gonadi, il surrene, l'ipofisi, l'ipotalamo e anche la corteccia.

Per spiegare l'effetto antistress del ginseng, Tachikawa e Kudo hanno esaminato l'attività dei costituenti di questa droga sulla midollare del surrene [61]. La frazione ricca in saponine riduce la secrezione di catecolamine nelle cellule surrenaliche cromaffine bovine, mentre la frazione senza saponine non ha alcun effetto. Le saponine di tipo protopanaxatriolo inibiscono l'acetilcolina più di quelle di tipo protopanaxadiolo. La saponina di tipo oleanolico, il ginsenoside Ro, invece, non agisce a questo livello. Sembra che i i ginsenosidi assorbiti e metabolizzati a livello del tubo digestivo modulino l'attività dei recettori nicotinici dell'acetilcolina con una conseguente riduzione della secrezione delle catecolamine.

Secondo Capasso e coll. il ginseng agirebbe sull'adenoipofisi attivando il ruolo del CRH, *corticotrophin-releasing hormone* rilasciato dall'ipotalamo [134]. Il CRH non è mai completamente inibito dai corticoidi che, in caso di stress, è quello che modula la reazione dell'asse ipotalamo-ipofisi-surrenali.

Effetti sulla tiroide

Visto che il ginseng ha un effetto importante sull'ipofisi e sui recettori ormonali in generale, non è sorprendente che abbia una azione anche sulla tiroide. È stato effettuato uno studio in cui il ginseng era somministrato per via parenterale come complemento del trattamento in pazienti con un'alterazione cardiaca congestizia. Sono state riscontrate significative differenze tra il gruppo di pazienti trattati e quello dei non trattati. I livelli di triodotironina (T3) e tirosina (T4) erano diminuiti e il tasso di T3 inattivo aumentato, rispetto al controllo prima del trattamento. Dopo 2 settimane, i livelli di T3 e T4 erano aumentati e quello di T3 inattivo era diminuito [135].

Effetto su glicemia, colesterolo e peso

Gli effetti del ginseng sul metabolismo glucidico-lipidico

A livello internazionale si sta intensificando la ricerca sulle piante che possano avere un effetto sulla glicemia e sul diabete. Le prove di un'azione del ginseng in tal senso risalgono al 1985. Kimura [136-138], Suzuki e Yokozawa (1985) hanno usato il ginseng come ipoglicemizzante. Il ginseng è in effetti in grado di aumentare il tasso di insulina circolante a partire dalle cellule beta di Langerhans.

L'uso di un estratto metanolico-acquoso di ginseng determina una riduzione del tasso di glicemia nel topo [139]. Le sostanze responsabili del fenomeno sono dei glicani, chiamati panaxani A, B, C, D ed E. Agiscono sia sulla glicemia normale che su quella indotta dall'alloxano.

Peptidi ed adenosina, isolati dal ginseng, si legano al tessuto adiposo mediante un'attività insulino-mimetica, inibendo la lipolisi indotta dall'adrenalina e stimolan-

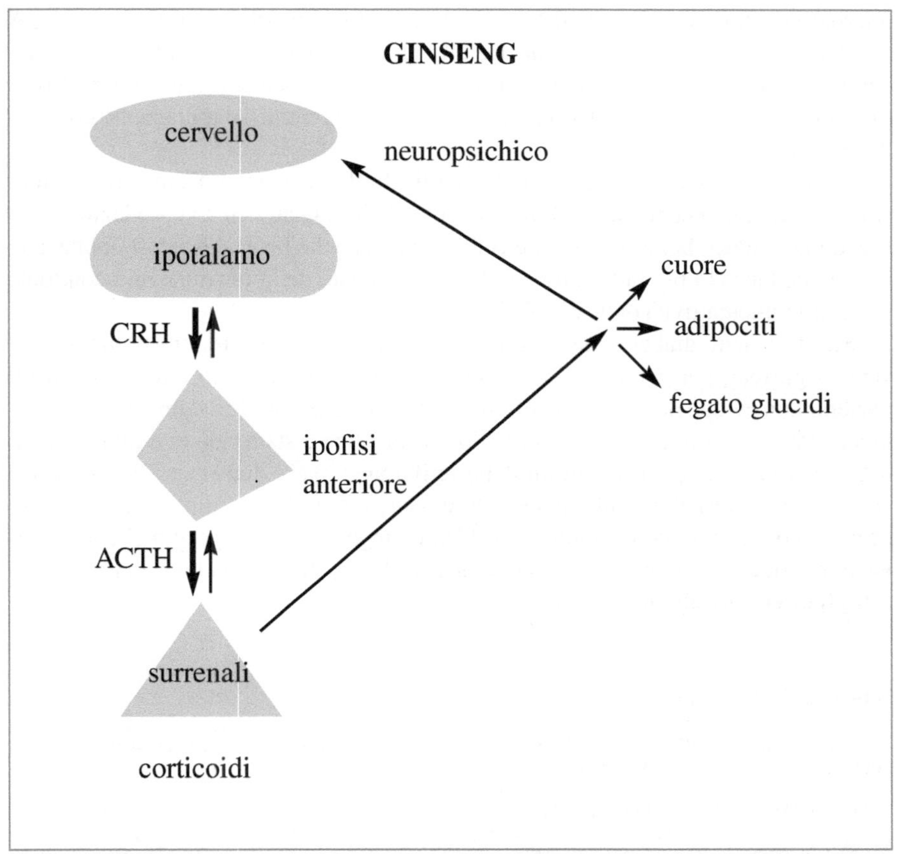

Schema dell'effetto del ginseng sull'ipofisi anteriore (adenoipofisi, secondo Capasso e coll. [134])

do la lipogenesi degli adipociti [140]. I ginsenosidi, eccetto Rh1, hanno tutti un effetto sui lipidi accumulati nelle cellule grasse sotto l'effetto dell'ACTH. Curiosamente, i ginsenosidi inibiscono la neosintesi dei lipidi, effetto opposto all'attività *insulino-simile* del ginseng. Il ginsenoside più attivo in caso di iperglicemia e iperlipemia sembra essere Rb2 [141].

Inoltre, Rh2 ha un effetto di sensibilizzazione dell'individuo all'insulina. È stato dimostrato che iniezioni ripetute di Rh2 aumentano la sensibilità all'insulina esogena nei ratti trattati con streptozotocina [142].

In un altro studio è stato evidenziato che gli epimeri del ginsenoside Rg3 hanno una diversa attività rispetto all'iperglicemia, e l'epimero 20(S)-Rg3 mostra un effetto più importante sulla secrezione di insulina e l'attivazione della protein-chinasi indotta dall'AMP.

Un gruppo di ricercatori giapponesi ha studiato il ginseng americano (GA) e una preparazione con un ginseng preparato mediante un processo al calore (H-AG) su ratti con diabete indotto da streptozotocina. L'H-AG alla dose di 100 mg/kg induce una diminuzione della glicemia accompagnata da una riduzione dei sintomi diabetici. La microalbuminuria correlata al danno renale è significativamente ridotta sia dal GA che dall'H-AG, sebbene la *clearance* della creatinina sia aumentata dall'H-AG. L'accumulo di N (epsilon)-(carbossimetil) lisina e l'espressione dei recettori per l'AGE *(advanced glycation endproduct)* è significativamente ridotta dal trattamento con l'H-AG [143].

Il meccanismo d'azione del ginseng sui livelli di glucosio non è ancora del tutto chiaro. Studi più recenti hanno dimostrato che il ginseng aumenta la produzione dell'insulina e riduce la mortalità delle cellule pancreatiche beta. Wu e coll. ipotizzano la concomitanza di più fattori, tra cui il miglioramento della funzione mitocondriale e dell'immunoreattività delle cellule beta [144].

Su 21 pazienti diabetici insulino-dipendenti a cui è stata somministrata una polvere di ginseng per 3 mesi, 12 presentavano un miglioramento clinico mentre 9 pazienti non evidenziavano alcun effetto [145]. In 3 pazienti il trattamento con insulina è stato interrotto; in 5 pazienti la dose d'insulina è stata ridotta e in 4 pazienti il ginseng ha migliorato i sintomi della retino-angiopatia diabetica, l'ipertensione arteriosa e i dolori alla spalla. Il suo interessante effetto è stato dimostrato anche in pazienti con diabete non insulino-dipendente diagnosticato da poco e che non avevano mai ricevuto un trattamento antidiabetico [146]. Nella Tabella 8 sono sintetizzati gli effetti metabolici del ginseng.

Tabella 8 Effetti metabolici del ginseng

Meccanismi influenzati dal ginseng	Tessuti, organi, ghiandole	Tipo di effetto	Principi attivi
Sintesi di DNA	Ossa, testicoli	+	Estratto di ginseng
Sintesi di proteine	Cellule tumorali della prostata	–	20(S)-25-metossil-dammarane-3beta,12beta,20-triolo (25-OCH3-PPD) di *Panax notoginseng*
	SRE	+	
Sintesi di DNA	Testicoli	+	*ginseng*
Fibroblasti	Derma	+	
	Tessuto nervoso	+	*ginsenosidi*
Miociti	Midollo osseo	+	Ginsenoside
Biosintesi del colesterolo	Fegato	–	Estratto di ginseng
Colesterolo	Sangue	–	
Accumulo di colesterolo	Adipociti	+	
Glicogeno	Muscoli	–	Estratto di ginseng
Lattati, piruvati	Sangue	–	
Glucidi	Sangue	–	Estratto di ginseng
Insulina	Sangue	+	Estratto di ginseng

Effetti sui lipidi e l'obesità

L'attività del ginseng sul metabolismo dei lipidi è noto da più di trenta anni (Saka-kibara e coll. [147], Gommori e coll. [165]) ed è stato confermato da studi più recenti [140].

È noto che il ginseng e i suoi differenti estratti sono in grado di inibire gli enzimi della lipogenesi (acido grasso sintetasi, enzima malico) e colesterogenesi (HMG-CoA-reduttasi, colesterolo-7alfa-idrossilasi). Ne consegue una riduzione del colesterolo LDL e dei trigliceridi, mentre il colesterolo HDL non cambia. Gli estratti acquosi sono i più efficaci. Le prime esperienze cliniche sono state effettuate da Hansen, Schultz e Yamamoto [148], Chong [150]. Cheah [149] ha dimostrato questo effetto per il preparato G115.

Ratti nutriti con etanolo mediante intubazione gastrica ricevevano degli estratti di ginseng dopo un'iniezione di streptozotocina. Il trattamento con ginseng ha ridotto il peso corporeo, la glicemia, i trigliceridi, il colesterolo totale e l'LDL [151].

Diversi Autori, tra cui Yokozawa [152] segnalano che i ginsenosidi influenzano l'accumulo dei lipidi negli adipociti. L'iniezione di Rb2 determina un incremento dell'incorporazione dei lipidi nel fegato e nel tessuto adiposo epididimale dei ratti. Ohminami [153] dimostra anche che Rb1 e Re non hanno alcun effetto sulla lipolisi indotta dall'insulina e inibiscono la lipolisi degli adipociti indotta dall'ACTH. Inoltre, Sekiya [154] mostra l'accumulo dei lipidi nei fibroblasti 3T3-L1 e negli adipociti.

Negli ultimi tempi sono apparsi degli articoli che propongono il ginseng nel trattamento dell'obesità, in contrasto quindi con il suo ruolo nell'accumulo dei grassi. L'estratto idroalcolico del ginseng è stato somministrato a topi nutriti con una dieta ricca di grassi per prevenire la comparsa di iperglicemia e obesità. L'indice di resistenza all'insulina è migliorato del 55% e 61% in base alla dose dell'estratto (250 o 500 mg/kg). Il diametro degli adipociti è diminuito del 62%. Sono stati descritti una riduzione dell'aumento di peso, della glicemia, della trigliceridemia e dei livelli di acidi grassi liberi [155].

I ricercatori coreani hanno evidenziato, nei ratti sottoposti a una dieta iperlipidica, che l'aggiunta di saponine del ginseng (200 mg/kg via i.p.) determinava una riduzione di peso, dell'autosomministrazione di cibo e del tasso ematico di leptina. Bisogna inoltre segnalare in questo studio una riduzione dell'espressione del neuropeptide Y (NPY) ipotalamico (che gioca un ruolo nella ricerca del nutrimento) [64].

Ratti sottoposti a una dieta ricca di grassi sono stati trattati per 8 settimane con infusi di ginseng, associati o no con *Opuntia,* per valutare l'evoluzione dell'incremento del peso. Lo studio mostra che le due preparazioni determinano una riduzione dell'aumento del peso. È stata evidenziata anche una riduzione del grasso epididimale, viscerale e perirenale. Inoltre, i livelli di trigliceridi, insulina e leptina (polipeptide che informerebbe il cervello sulla riserva di grassi) sono ridotti negli animali trattati. Gli Autori stimano che il ginseng potrebbe essere un buon trattamento per la riduzione della trigliceridemia e per l'obesità [156].

Come rispondere a questo paradosso dell'azione del ginseng? Dobbiamo in primo luogo ricordare che il ginseng di per sé non ha una finalità propria per l'uomo, ma il suo effetto, adattogeno, può spiegare questa apparente contraddizione. In effetti, il ginseng stimola le differenti strutture endocrine nella direzione del rafforzamento dell'organismo. Il ginseng favorisce il consumo dei glucidi durante lo sforzo e permette una migliore sintesi delle proteine. La stimolazione *cortisone-like* dovrebbe portare a un aumento di glucosio nel sangue, ma sotto l'effetto di una stimolazione fisica si ha un consumo di glucidi. L'accumulo di grasso negli animali è un modo di rafforzarsi poiché la loro riserva di grasso è una fonte di glucidi e calorie, che proteggono dal freddo. D'altra parte si deve sempre stare attenti con i farmaci, e la fitoterapia offre esempi in cui la dose o il tempo di somministrazione può modificare l'effetto. È probabile che l'uso a lungo termine inverta l'effetto primario e che da un organismo in grado di resistere allo stress, si abbia in seguito un organismo che sviluppa le sue riserve di grasso. Questa è una delle ragioni perché si debba limitare l'assunzione di ginseng a un massimo di 6 mesi.

Effetti di detossificazione

I lavori che illustrano il ruolo antiossidante del ginseng non sono molto numerosi. Solo Saito [157] e Han [38] hanno dimostrato un tale effetto.

Tra le funzioni di detossificazione, bisogna citare l'attività anti-apoptotica già descritta nel capitolo sul cancro (in particolare contro le cellule tumorali della prostata). Rg2 migliora i disturbi della memoria come la nimodipina, utilizzata nel trattamento degli episodi ischemici cerebrali. Aumentando l'espressione delle proteine Bcl-2 e HSP70, e riducendo quella di BAX e P53, ha un ruolo di modulatore dell'espressione dell'apoptosi legata alle proteine. È un effetto che potrebbe fare di Rg2 uno degli elementi nel trattamento delle lesioni ischemiche cerebrali o della demenza vascolare [158].

Il ginseng non è specificatamente una droga epatotropa, ma sono stati descritti alcuni effetti epatoprotettori. È stato effettuato uno studio su topi intossicati con alcol etilico che ricevevano, per via i.p., 4 mg/kg di una frazione di saponine del ginseng. Si osservava, in presenza di ginseng, una minore attività enzimatica (Choi, 1984). Lo stesso tipo di sperimentazione (con la misura dell'ossidazione dei lipidi aumentata) è stato realizzato in animali che ricevevano degli estratti diversi di ginseng. L'inibizione della perossidazione lipidica era del 62% con le frazioni del ginseng e strutture fenoliche, mentre i ginsenosidi molto purificati non avevano alcun effetto [38]. Lo stesso studio mostra che il ginseng riduce la sofferenza epatica dell'animale sottoposto a dieta iperlipidica [148]. Nei ratti trattati con alcol, Joo (1984) ha osservato una stimolazione del metabolismo dell'alcol, e una riduzione delle lesioni epatiche rispetto agli animali di controllo. Uno studio di Nakagawa [159] evidenzia che Rg1 ha un'azione citoprotettiva maggiore di Rb1. Nelle persone anziane, il ginseng è in grado di curare un' epatopatia tossica indotta da epatotossine [160].

Il ginseng agisce anche sulla funzione renale. Nei ratti nefrectomizzati, che ricevevano ginseng *per os*, si osserva una riduzione di urea, creatinina e metilguanitidina, con un aumento di proteine e dell'albumina sierica e una riduzione della proteinurea. A livello istologico, si osserva un leggero miglioramento della proliferazione mesengiale [161].

Come abbiamo visto nel capitolo neuropsicologico, il ginseng, e in particolare il suo ginsenoside Rh2, agisce sull'attivazione del polipeptide attivatore dell'adenilato ciclasi, stimola la proliferazione degli astrociti RBAr e inibisce la sostanza ß-amiloide [66].

L'attività riparatrice sugli astrociti aveva suscitato grandi speranze trenta anni fa, purtroppo seguite dalla delusione per la constatazione dell'inattività. La ricerca, a questo riguardo, resta interessante. I ginsenosidi possono avere un tale effetto. Lo stress ossidativo degli astrociti in coltura, trattati con H_2O_2, è ridotto dalla presenza di ginsenosidi con una conseguente minore mortalità cellulare. Rb1, Rb2, Re e Rg1 sono efficaci nella riduzione di questa mortalità. Rb1, Rb2, Rd, Rg1 e soprattutto Re diminuiscono la formazione di specie reattive dell'ossigeno. Si assiste a una protezione del tessuto neuronale e, nel contempo, all'attività di prevenzione contro gli agenti ossidanti [162].

Tossicologia ed effetti secondari, dosaggio e indicazioni

Per concludere il capitolo degli effetti farmacologici e degli studi clinici, bisogna riconoscere che esiste una differenza tra l'uso del ginseng e i ginsenosidi. Gli studi sui ginsenosidi permettono di confermare l'attività farmacologica della droga. Inoltre consentono di capire quale deve essere la modalità di preparazione al fine di rispettare i costituenti che possono intervenire in una data azione. Per esempio, nelle sperimentazioni sugli animali è chiara la differenza tra la via di somministrazione orale e un' iniezione intraperitoenale (i.p.) del prodotto. Ciò è particolarmente importante in quanto la maggioranza dei principi attivi delle piante, così come di molti farmaci convenzionali, sono dei profarmaci, ovvero solo i loro metaboliti sono attivi. Ciò è molto pertinente per il ginseng, oggetto di tante pubblicazioni scientifiche che hanno dimostrato quali sono i metaboliti attivi che si formano a contatto con la flora intestinale.

Nonostante gli studi che in alcuni casi mostrano come il ginseng non possegga alcuna attività, ci concentreremo sugli effetti che riguardano le indicazioni tradizionali di questa droga: effetti sulle condizioni fisiche e sullo stato psichico degli individui, sul ruolo immunomodulatore e quelli relativi alla regolazione endocrina. Le attività correlate all'iperlipidemia e all'iperglicemia devono essere considerate nel contesto dell'intero effetto adattogeno della droga.

Prima di proporre le aree di applicazione, bisogna valutarne il rischio tossico e i suoi potenziali effetti secondari.

Tossicologia

Gli studi di tossicità acuta sono stati condotti su topi e ratti. Gli studi di tossicità a medio e lungo termine (da 20 a 180 giorni) sono stati realizzati su topi, ratti, polli e cavie. L'effetto teratogeno è stato valutato su ratti e coniglie gravide, e la mutagenicità mediante il test AMES. Da tutti questi esperimenti risulta che non ci sono effetti o rischi tossici [163].

Effetti secondari, sovradosaggio, interazioni con farmaci

Sono stati riconosciuti un certo numero di effetti secondari e sono state formulate alcune controindicazioni.

Tra gli effetti secondari troviamo l'ipertensione arteriosa [164], la diarrea, l'insonnia, la mastodinia, il sanguinamento vaginale, l'eccesso di libido. Si descrive una sindrome da abuso di ginseng a partire dal momento in cui il ginseng è preso per un lungo periodo, con effetti di eccitazione neuropsichica, e sindrome di Steven-Johnson con eritema polimorfo [134].

In caso di sovradosaggio, come 15 g di ginseng al giorno, si può assistere a uno stato di confusione con depersonalizzazione. Sono state infine segnalate interazioni con fenelzina (cefalee, allucinazioni, insonnia), e warfarina, farmaco con il quale il ginseng induce un'ipocoagulabilità del sangue.

Le controindicazioni

Le controindicazioni, presentate nella Tabella 9 sono il risultato di rischi tossici e di effetti secondari più evidenti nei casi di comorbilità e di particolari impieghi.

Tabella 9 Controindicazioni all'uso del ginseng

Stati controindicati per l'uso del ginseng e dei suoi estratti	Controindicazione assoluta	Controindicazione relativa	Controindicazione legata alla durata di impiego	Controindicazione legata a un uso particolare
Stato nervoso non equilibrato		Sì		
Insonnia		Sì		
Ipertensione arteriosa non controllata/non trattata		Sì		
Diarrea	Sì			
Bambino in età prepuberale	Sì			
Gravidanza	Sì		Rischio d'effetto estrogenico	
Emorragia vaginale	Sì			
Obesità		Sì	Sì	Sì
Pelle grassa		Sì		
Farmaci:	Sì	Sì		Sì
Neurotropi				Sì
Fenelzina		Sì		Sì
Warfarina		Sì		Sì
Caffeina				
Tumori ormone-dipendenti		Sì		

Sconsigliamo l'uso del ginseng nel caso di tumori ormone-dipendenti, in particolare se esiste un precedente di tumore al seno ormone-dipendente. Inoltre, all'inizio del cancro alla prostata ormone-dipendente: in un primo tempo l'effetto estrogenico non è ancora sensibile e il rischio della presenza di un effetto androgenico è troppo importante. Nel caso di tumore della prostata il ginseng potrebbe essere prescritto come complemento nel trattamento antitumorale. In presenza di un trattamento prolungato di tamoxifene, in seguito a un intervento per carcinonoma mammario, non consigliamo di associare il ginseng.

Durante un trattamento con warfarina, soprattutto in persone anziane, l'INR deve essere controllato abitualmente e la dose di warfarina deve essere adattata. Sebbene il ginseng non sia equivalente a un estrogeno, è consigliabile non proporlo prima della pubertà. Una piccola dose, inferiore a 20 mg di estratto, può essere data al bambino per un periodo che non superi i 15 giorni.

Se un soggetto di cui è noto il nervosismo desidera prendere del ginseng, bisognerà avvisarlo del rischio di un aumento del suo stato nervoso o della comparsa di insonnia. Il ginseng non è indicato per l'astenia (stanchezza) se quest'ultima è correlata a depressione; inoltre l'uso è sconsigliato nella depressione accompagnata da stati di angoscia.

Le attuali indicazioni razionali

In seguito alla consultazione della letteratura mondiale e in base alle nostre esperienze professionali, suggeriamo la prescrizione del ginseng nei casi seguenti:

Sforzo fisico:
- preparazione allo sforzo fisico intenso (sport, divertimento con importante attività fisica, lavoro),
- adattamento necessario al freddo,
- stress fisico continuo (da valutare con il paziente),
- conseguenza di uno sforzo fisico importante con stanchezza o dolori muscolari,
- stato di debolezza cronica e stanchezza essenziale con insufficienza cortisonica reale o relativa.

Da notare che il ginseng può essere indicato per l'ipotensione arteriosa, in associazione con una o più droghe. Con la liquirizia, con la salvia.

Convalescenza in seguito a intervento chirurgico (ad eccezione delle controindicazioni citate precedentemente).

Sforzo neuropsichico:
- preparazione per un esame, sforzo e stress intellettuale sostenuto;
- conseguenza di uno stress psichico: incidente, esame, ecc.

Ginecologia:
- alcune dismenorree con insufficienza estrogenica, eventualmente con ipotensione arteriosa, spesso in associazione con altre droghe,

- menopausa con astenia, disordini neuropsichici, ecc.; il ginseng non è stato mai convalidato per il trattamento delle vampate di calore.

Immunoterapia:
- prevenzione delle infezioni, in particolare di quelle virali, influenza;
- stato di virosi attiva, epatopatia virale;
- postumi d'infezione;
- associato al trattamento antitumorale (chemioterapia o radioterapia).

Disordini trofici e legati all'età:
- disturbi trofici della pelle che necessitano di una rigenerazione generale e per via locale (crema): pelle disidratata, senescente, postacneica, deteriorata;
- stato neuropsichico degradato con astenia, turbe del sonno;
- alterazioni della memoria: di solito associato a ginkgo, bacopa, withania;
- complementare nei disturbi di tipo parkinsoniano, associato a ginkgo, bacopa, ecc.
- per quanto riguarda il diabete, è importante poter disporre di ginseng tale quale o di un estratto contenente quantità ottimali di ginsenosidi e panaxani.

Per l'insufficienza coronarica mancano studi clinici che possano per chiarire le reazioni delle coronarie alterate in pazienti trattati con ginseng.

Dose terapeutica

Secondo il *Shang Han Lun*, le pillole di Li Zhong Wan che contenevano delle erbe in polvere mescolate con il miele erano grandi come il tuorlo d'uovo, con 6 g di droga e 3 g di miele e non potevano essere masticate. Le pillole cinesi di oggi, fatte sullo stesso modello, contengono 1,5 g di ginseng e la dose giornaliera è di 1 a 4 pillole, ovvero da 1,5 a 6 g di ginseng, secondo i casi. In base alle regole cinesi, una radice di *P. ginseng* contiene tra il 2,2% e il 5,5% di principi attivi e secondo la letteratura europea, la dose minima è tra l'1,5% e il 2,0%. Secondo la Farmacopea francese il ginseng contiene almeno il 2,0% di saponosidi. Già A. von Haller, nel XVII secolo, utilizzava la dose giornaliera di 3,65 g di ginseng. Questa dose è cambiata di poco. Secondo la monografia della Commissione E. (1991), la droga si somministra per infusione, in polvere e in altre forme galeniche, alla dose corrispondente di 1-2 g di droga al giorno. I quaderni dell'Agence (Francia) consigliano 2 g di radice al giorno.

Secondo la monografia dell'OMS:

la dose giornaliera per un adulto è equivalente a 1-2 g di ginseng al giorno o 100 mg, 200 o 400 mg/giorno di un estratto standardizzato (standardizzazione in saponine al 7%). Una preparazione di 100 mg corrisponde a 500 mg di ginseng asiatico o di ginseng americano.

In base alla forma galenica scelta, si utilizzerà:
- ginseng da masticare: 1-2 g di radice messa a bollire leggermente prima della masticazione;

– in infusione: 0,5 g di radice in una tazza di acqua bollente, in infusione per 10 minuti da 3 a 4 volte al giorno.
La dose giornaliera di estratto liquido è di 5 ml, nell'acqua, dopo i pasti.
Le corrispondenze degli estratti sono le seguenti:
– estratto fluido 1:1 da 1 a 2 ml al giorno;
– estratto fluido EPS: 2 cucchiai da zuppa al giorno;
– tintura 1:5 da 5 a 10 ml al giorno;
– tintura madre: da 100 a 200 gocce al giorno.

La dose da assumere dipende sicuramente dal soggetto e dalla patologia da trattare. Nella Tabella 10 sono schematizzate le indicazioni terapeutiche e la stima dei dosaggi.

Tabella 10 Ginseng: indicazioni terapeutiche e dosi

Patologie	Dosaggio	Modo d'uso	Associazione
Preparazione allo sforzo fisico intenso In seguito a uno sforzo fisico intenso Convalescenza post-chirurgica	Estratto secco: 50 mg a colazione e a pranzo Estratto fluido: 30 gocce a colazione e a pranzo Tintura madre: 50 gocce a colazione ed a pranzo EPS: 1 cucchiaio da caffè a colazione e a pranzo	Da 2 a 3 settimane prima dello sforzo 2 settimane	Monoterapia possibile o coprescrizione di china, cola
Stato di debolezza cronica	75 mg di estratto secco a colazione e a pranzo, o corrispondenti	3 mesi, con interruzioni di 1 mese	Da associare con salvia
Ipotensione arteriosa cronica	*idem*	3 mesi, con interruzioni di 1 mese	Con salvia, o liquirizia
Stress psichico continuo	100 mg di estratto secco a colazione e 50 mg a pranzo, o corrispondenti	2 a 3 settimane	± ginkgo ± "millepertuis" Se si è a conoscenza di rischio di depressione
Stress psichico acuto (senza insonnia)	da 25 a 50 mg di estratto secco a colazione, a pranzo, o corrispondenti	1 settimana	Valeriana, passiflora, biancospino
Dismenorrea	da 50 a 200 mg al giorno d'estratto secco o corrispondenti	Da valutare secondo il caso	Salvia, cimicifuga, altre stabilite dal medico
Menopausa (disturbi della)	Fino a 300 mg al giorno di estratto secco o corrispondenti	3 a 6 mesi, poi da valutare	Isoflavoni naturali Valeriana e "hou-blon" in presenza di vampate di calore
Prevenzione delle infezioni, in particolare quelle virali, influenza	da 25 a 50 mg di estratto secco al giorno (la mattina) o corrispondenti	3 mesi	Echinacea, baptisia, ecc.

(*continua*→)

Tabella 10 (*continua*)

Patologie	Dosaggio	Modo d'uso	Associazione
Stato di virosi attiva, epatopatia virale	100 mg di estratto secco al giorno (la mattina) o corrispondenti	Da valutare da parte del medico	Da valutare da parte del medico
Postumi d'infezione	50 a 100 mg di estratto secco al giorno (la mattina) o corrispondenti	da 1 a 2 settimane	Propoli
Disturbi cerebrovascolari della terza età	50 mg di estratto secco al giorno (la mattina) e 25 mg a pranzo, o corrispondenti	3 mesi	Ginkgo, bacopa, biancospino, ecc.

Bibliografia

1. Tournefort (1718) Histoire des plantes: 41-5
2. Jartoux P, *The Philosophical Transactions*, By Royal Society (Great Britain), John Lowthrop, Henry Jone, Andrew Reid, John Gray, John Eames, John Martyn, Published by Original from Harvard University, 1749, V, XI, 314
3. Hübotter (1913) Beiträge zur Kenntnis der chinesischen wowie tibetisch-mongolischen Pharmacologie, Berlin: 108
4. Von Haller A (1755) Medicin, Lexicon, p. 697
5. Madaus G (1938) Lehrbuch der biologischen Heilmittel. Georg Thieme Verlag, Leipzig: 317-28
6. Moerman D (1998) Native American Ethnobotany
7. Hamel PB, Chiltoskey MU (1975) Cherokee Plants and Their Uses – A 400 Year History. Sylva, N.C. Herald Publishing Co: 36
8. Taylor LA (1940) Plants Used As Curatives by Certain Southeastern Tribes. Cambridge, MA. Botanical Museum of Harvard University: 44
9. Tantaquidgeon G (1972) Folk Medicine of the Delaware and Related Algonkian Indians. Harrisburg. Pennsylvania Historical Commission Anthropological Papers #3: 32
10. Speck, Frank G (1941) A List of Plant Curatives Obtained From the Houma Indians of Louisiana. Primitive Man 14: 49-75: 61
11. Herrick JW (1977) Iroquois Medical Botany. State University of New York, Albany, PhD Thesis: 395
12. Rousseau, J (1945) Le Folklore botanique de Caughnawaga. Contributions de l'Institut botanique l'Universite de Montreal 55: 7-72 (p. 55)
13. Smith, Huron H (1923) Ethnobotany of the Menomini Indians. Bulletin of the Public Museum of the City of Milwaukee 4 1-174: 80
14. Chandler R, Freeman FL, Hooper SN (1979) Herbal Remedies of the Maritime Indians. Journal of Ethnopharmacology 1: 49-68
15. Gilmore MR (1919) Uses of Plants by the Indians of the Missouri River Region. SI-BAE Annual Report 33: 106
16. Sturtevant W (1954) The Mikasuki Seminole: Medical Beliefs and Practices. Yale University, PhD Thesis: 193
17. Hoffman WJ (1891) The Midewiwin or «Grand Medicine Society» of the Ojibwa. SI-BAE Annual Report 7: 201

18. Czygan FC (1985) Gewebe- und Zellkulturen als Arzneistoffproduzenten, in Biogena Arzneistoffe, Vieweg edition: 92
19. Shoji J (1985) Recent advances in the chemical studies on ginseng. In: Chang HM Yeung HW, Tso WW, Koo A, editor. Advances in Chinese Medicinal Materials Research. Singapore: World Scientific
20. Sonnenborn U, Proppert Y (1990) Ginseng (Panax ginseng CAMeyer), Zitschrift für Phytotherapie, 11: 35-49
21. Nam KY (2005) The comparative understanding between red Ginseng and White ginsengs processed ginsengs (panax ginseng CA Meyer) J Ginseng Res, 29, 1: 1-18
22. Soldati F, Tanaka O (1984) Panax ginseng: Relation between Age of Plant and Content of Ginsenosides, Planta Med 50(4):351-2
23. Asafu-Adjaye EB, Wong SK (2003) Determination of ginsenosides (ginseng saponins) in dry root powder from Panax ginseng, Panax quinquefolius, and selected commercial products by liquid chromatography: interlaboratory study, J AOAC Int 86(6):1112-23
24. Predy GN, Goel V, Lovlin R *et al.* (2005) Efficacy of an extract of North American ginseng containing poly-furanosyl-pyranosyl-saccharides for preventing upper respiratory tract infections: a randomized controlled trial, CMAJ 173(9): 1051-2
25. Sollorz G, (1985) Quality evaluation of ginseng roots: Quantitative HPLC determination of ginsenosides. dtsch. Apoth. ZTG., 125, 2052-5
26. Lu G, Yuan WX, Chen XJ (1988) Effects of ginseng root saponins on serum corticosterone and brain neurotransmitters of mice under hypobaric and hypoxic environment, Zhongguo Yao Li Xue Bao (Acta pharm sin), 9(6): 489-92
27. Lu G, Cheng XJ, Yuan WX (1988) Protective action of ginseng root saponins on hypobaric hypoxic animals, Zhongguo Yao Li Xue Bao, 9(5): 391-4
28. Cheng XJ, Liu YL, Deng YS *et al.* (1987) Effects of ginseng root saponins on central transmitters and plasma corticosterone in cold stress mice and rats, Zhongguo Yao Li Xue Bao 8(6):486-9
29. Kumar R, Grover SK, Divekar HM *et al.* (1996) Enhanced thermogenesis in rats by Panax ginseng, multivitamins and minerals, Int J Biometeorol, 39(4): 187-91
30. Wang LC, Lee TF (2000) Effect of ginseng saponins on cold tolerance in young and elderly rats, Planta Med 66(2):144-7
31. Banerjee U, Izquierdo JA, (1982) Anti-stress and antifatigue properties of Panax ginseng, Comparison with piracetam, Acta phys et ther latnoamer, 32, 277-85
32. Ferrando A, Vila L, Voces JA *et al.* (1999) Effects of a standardized panax ginseng extract on the skeletal muscle of the rat: a comparative study in animals at rest and under exercise, Planta medica, 65: 239-44
33. Voces J, Cabral de Oliveira AC, Prieto JG *et al.* (2004) Ginseng administration protects skeletal muscle from oxidative stress induced by acute exercise in rats, Braz J Med Biol Res, 37(12): 1863-71
34. Cabral de Oliveira AC, Perez AC, Prieto JG *et al.* (2005) Protection of Panax ginseng in injured muscles after eccentric exercise, J Ethnopharmacol, 28;97(2): 211-4
35. Hwang HJ, Kwak YS, Yoon GA *et al.* (2007) Combined effects of swim training and ginseng supplementation on exercise performance time, ROS, lymphocyte proliferation, and DNA damage following exhaustive exercise stress, Int J Vitam Nutr Res 77(4):289-96
36. Avakian EV, Sugimoto RB, Taguchi S, Horvath SM (1984) Effect of Panax ginseng extract on energy metabolism during exercise in rats, Planta Med50(2):151-4
37. Hsu CC, Ho MC, Lin LC *et al.* (2005) American ginseng supplementation attenuates creatine kinase level induced by submaximal exercise in human beings, World J Gastroenterol, 11(34): 5327-31
38. Han BH *et al* (1983) Studies on the antioxidant components of Korean ginseng. III. Identification of phenolic acids, Arch Pharmacol Res, 4: 54-58
39. Le Gal M, Cathebras P, Ströby K (1996) Pharmaton capsules in the treatment of functional fatigue: A double-blind study versus placebo evaluated by a new methodology, Phytother Res, 10: 49-53
40. Engels HJ, Wirth JC (1997) No ergogenic effects of ginseng (Panax ginseng CA Meyer) during grad-

ed maximal aerobic exercise. J Am Diet Assoc, 97(10): 1110-5
41. Caso Marasco A, Vargas Ruiz R, Salas Villagomez, A Begona Infante C (1996) Double-blind study of a multivitamin complex supplemented with ginseng extract. Drugs Exp Clin Res, 22 (6): 323-9
42. von Ardenne M, Klemm W (1987) Measurements of the increase in the difference between the arterial and venous Hb-O2 saturation obtained with daily administration of 200 mg standardized ginseng extract G115 for four weeks. Long-term increase of the O2 transport into the organs and tissues of the organism through biologically active substances, Panminerva Med29(2):143-50
43. Tang YH, Zhang SP, Liang Y, Deng CQ (2007) Effects of Panax notoginseng saponins on mRNA expressions of interleukin-1 beta, its correlative factors and cysteinyl-aspartate specific protease after cerebral ischemia-reperfusion in rats, Zhong Xi Yi Jie He Xue Bao5(3):328-32
44. Zhou Y, Tian L, Mo N (2005) Relationship between the inhibitory effects of PNS on cardiac hypertrophy and its action on neurohormonal factor, Zhongguo Zhong Yao Za Zhi, 30(12): 916-9
45. Poindexter BJ, Allison AW, Bick RJ, Dasgupta A (2006) Ginseng: Cardiotonic in adult rat cardiomyocytes, cardiotoxic in neonatal rat cardiomyocytes, Life Sci, 79(25): 2337-44
46. Zhang Y, Lu S, Liu YY (2007) Effect of panax quinquefolius saponin on insulin sensitivity in patients of coronary heart disease with blood glucose abnormality, Zhongguo Zhong Xi Yi Jie He Za Zhi, 27(12): 1066-9
47. Guan YY, Zhou JG, Zhang Z *et al.* (2006) Ginsenoside-Rd from panax notoginseng blocks Ca2+ influx through receptor- and store-operated Ca2+ channels in vascular smooth muscle cells, Eur J Pharmacol, 548(1-3): 129-36
48. Yu LC, Chen SC, Chang WC *et al.* (2007) Stability of angiogenic agents, ginsenoside Rg1 and Re, isolated from Panax ginseng: *in vitro* and *in vivo* studies, Int J Pharm, 328(2): 168-76
49. Itoh T, Zang YF, Murai S, Saito H (1989) Effects of Panax ginseng root on the vertical and horizontal motor activities and on brain monoamine-related substances in mice, planta Med, (5): 429-33
50. Tsang D, Yeung HW, Tso WW, Peck H (1985) Ginseng saponins: influence on neurotransmitter uptake in rat brain synaptosomes, Planta Med 51(3):221-4
51. Tsang D, Ho KW, Tse TK *et al.* (1986) Ginsenoside modulates K+-stimulmated noradrenaline release from rat cerebral cortex slices, Planta med: 266-8
52. Radad K, Gille G, Moldzio R *et al.* (2004) Ginsenosides Rb1 and Rg1 effects on mesencephalic dopaminergic cells stressed with glutamate, Brain Res 17;1021(1):41-53
53. Jang S, Ryu JH, Kim DH, Oh S (2004) Changes of [3H]MK-801, [3H]muscimol and [3H]flunitrazepam binding in rat brain by the prolonged ventricular infusion of transformed ginsenosides, Neurochem Res 29(12):2257-66
54. Choi SE, Choi S, Lee JH (2003) Effects of ginsenosides on GABA(A) receptor channels expressed in Xenopus oocytes, Arch Pharm Res 26(1):28-33
55. Min YK, Chung SH, Lee JS *et al.* (2003) Red ginseng inhibits exercise-induced increase in 5-hydroxytryptamine synthesis and tryptophan hydroxylase expression in dorsal raphe of rats, JPharmacol Sci 93(2):218-21
56. Bhattacharya SK, Bhattacharya A, Chakrabarti A (2000) Adaptogenic activity of Siotone, a polyherbal formulation of Ayurvedic rasayanas, Indian J Exp Biol38(2):119-28
57. Choi S, Lee JH, Oh S *et al.* (2003) Effects of ginsenoside Rg2 on the 5-HT3A receptor-mediated ion current in Xenopus oocytes, Mol Cells 28;15(1):108-13
58. Benishin CG, Lee R, Wang LC, Liu HJ (1991) Effects of ginsenoside Rb1 on central cholinergic metabolism Pharmacology, 42(4):223-9
59. Lee TF, Shiao YJ, Chen CF, Wang LC (2001) Effect of ginseng saponins on beta-amyloid-suppressed acetylcholine release from rat hippocampal slices, Planta Med 67(7):634-7
60. Filaretov AA, Bogdanova TS, Podvigina TT, Bodganov AI (1988) Role of pituitary-adrenocortical system in body adaptation abilities, Exp Clin Endocrinol 92(2):129-36
61. Tachikawa E, Kudo K, Hasegawa H *et al.* (2003) In vitro inhibition of adrenal catecholamine secretion by steroidal metabolites of ginseng saponins, Biochem Pharmacol 66(11):2213-21
62. Tachikawa E, Kudo K, Harada K *et al.* (1999) Effects of ginseng saponins on responses induced

by various receptor stimuli, Eur J Pharmacol 12;369(1):23-32

63. Ho WK, Ng TB, Yeung HW, Wen HL (1985) Ginseng saponin treatment does not alter brain or pituitary levels of beta-endorphin and dynorphin, Biochem Pharmacol 1;34(11):2044-6

64. Kim JH, Hahm DH, Yang DC *et al.* (2005) Effect of crude saponin of Korean red ginseng on high-fat diet-induced obesity in the rat, J Pharm Sci, 97(1): 124-31

65. Rasheed N, Tyagi E, Ahmad A *et al.* (2008) Involvement of monoamines and proinflammatory cytokines in mediating the anti-stress effects of Panax quinquefolium, J Ethnopharmacol, 117(2): 257-62

66. Shieh PC, Tsao CW, Li JS *et al.* (2008) Role of pituitary adenylate cyclase-activating polypeptide (PACAP) in the action of ginsenoside Rh2 against beta-amyloid-induced inhibition of rat brain astrocytes, Neurosci Lett, 434(1): 1-5

67. Hasegawa H, Sung JH, Matsumiya S, Uchiyama M (1996) Main ginseng saponin metabolites formed by intestinal bacteria, Planta Med 62(5):453-7

68. Rudakewich M, Ba F, Benishin CG (2001) Neurotrophique and neuroprotective actions of ginsenosides Rb1 et Rg1, Planta med, 6: 533-7

69. Sugaya A, Yuzurihara M, Tsuda T *et al.* (1988) Proliferative effect of ginseng saponin on neurite extension of primary cultured neurons of the rat cerebral cortex, J of ethnopharm, 22: 173-81

70. Mannaa F, Abdel-Wahhab MA, Ahmed HH, Park MH (2003) Protective role of Panax ginseng extract standardized with ginsenoside Rg3 against acrylamide-induced neurotoxicity in rats, J Appl toxicol, 26(3): 198-206

71. Ni XH, Ohta H, Watanabe H, Matsumoto K (1993) panax ginseng extract improves scopolamine-induced deficits in working memory performance in the T-maze delayed alternation task in rats, phytotherapy res, 7: 49-52

72. Mook-Jung I, Hong HS, Boo JH *et al.* (2001) Ginsenoside Rb1 and Rg1 improve spatial learning and increase hippocampal synaptophysin level in mice, J Neurosci Res 15;63(6):509-15

73. Zhang JT, Qu ZW, Liu Y, Deng HL (1990) Preliminary study on antiamnestic mechanism of ginsenoside Rg1 and Rb1, Chin Med J, 103(11): 932-8

74. Rausch WD, Liu S, Gille G, Radad K (2006) Neuroprotective effects of ginsenosides, Acta Neurobiol Exp (Wars), 66(4): 369-75

75. Van Kampen J, Robertson H, Hagg T, Drobitch R (2003) Neuroprotective actions of the ginseng extract G115 in two rodent models of Parkinson's disease, Exp Neurol, 184(1): 521-9

76. Rausch RD, Wei-Ming L, Gille G, Radad K (2007) Perspectives for ginsenosides in models of parkinson's disease, J Ginseng Res, 3: 127-36

77. Forgo I, Kayasseh L, Staub JJ (1981) Effect of a standardized ginseng extract on general well-being, reaction time, lung function and gonadal hormones, Med Welt 8;32(19):751-6

78. D'Angelo L, Grimaldi R, Caravaggi M *et al.* (1986) A double-blind, placebo-controlled clinical study on the effect of a standardized ginseng extract on psychomotor performance in healthy volunteers J Ethnopharmacol 16(1):15-22

79. Rosenfeld MS (1989) Evaluation of the efficacy of a standardized ginseng extract in patients with psychophysical asthenia and neurological disorders, Semana Med, 173(9): 148-54

80. Mulz D, Scardigli G, Jans G, Degenring GH (1990) Long term treatment of psycho-asthenia in the second half of life. Pharmakologische Rundschau, 12: 86

81. Gianoli AC, Riebenfeld D (1984) Doppelblind-Studie zur Beurteilung der Vertrglichkeit und Wirkung des standardisierten Ginseng-Extraktes G115, Cytobiologische Revue, 8(3): 177-86

82. Kim HS, Jang CG, Lee MK (1990) Antinarcotic effects of the standardized ginseng extract G115 on morphine, Planta Med 56(2):158-63

83. Kim HS, Kang JG, Rheu HM *et al.* (1995) Blockade by ginseng total saponin of the development of methamphetamine reverse tolerance and dopamine receptor supersensitivity in mice, planta med, 61: 22-5

84. Ma Y, Eun JS, Oh KW (2007) Therapeutic effects of ginseng on psychotic disorders, JGinseng Res, 31, 3: 117-26

85. Wesnes KA, Faleni RA, Hefting NR *et al.* (1997) The cognitive, subjective, and physical effects of a ginkgo biloba/panax ginseng combination in healthy volunteers with neurasthenic complaints. Psychopharmacol Bull 33(4):677-83
86. Petkov VD, Belcheva S, Petkov VV (2003) Behavioral effects of Ginkgo biloba L., Panax ginseng C.A. Mey. and Gincosan, Am J Chin Med 31(6):841-55
87. Lee EJ, Ko E, Lee J *et al.* (2004) Ginsenoside Rg1 enhances CD4(+) T-cell activities and modulates Th1/Th2 differentiation, Int Immunopharmacol, 4(2): 235-44
88. Lim DS, Bae KG, Jung IS *et al.* (2002) Anti-septicaemic effect of polysaccharide from Panax ginseng by macrophage activation, J Infect, 45(1): 32-8
89. Lim TS, Na K, Choi EM *et al.* (2004) Immunomodulating activities of polysaccharides isolated from Panax ginseng, J Med Food, 7(1): 1-6
90. Gao QP, Kiyohara H, Cyong JC, Yamada H (1989) Chemical properties and anti-complementary activities of Heteroglycans from the leaves of Panax ginseng, Planta med, 57: 133-7
91. Hu S, Concha C, Lin F, Persson Waller K (2003) Adjuvant effect of ginseng extracts on the immune responses to immunisation against Staphylococcus aureus in dairy cattle, Vet Immunol Immunopathol, 91(1): 29-37
92. Jie YH, Cammisuli S, Baggiolini M (1984) Immunomodulatory effects of Panax Ginseng C.A. Meyer in the mouse, Agents Actions 15(3-4):386-91
93. Singh VK, George CX, Singh N *et al.* (1983) Combined treatment of mice with Panax ginseng extract and interferon inducer. Amplification of host resistance to Semliki forest virus, Planta Med 47(4):234-6
94. Singh VK, Agarwal SS, Gupta BM (1984) Immunomodulatory activity of Panax ginseng extract, Planta Med 50(6):462-5
95. Matsuda H, Hasegawa T, Kubo M (1985) Pharmacological study on Panax ginseng C. A. Meyer. VII. Protective effect of red ginseng on infection (1) on phagocytic activity of mouse reticuloendothelial system, Yakugaku Zasshi 105(10):948-54
96. Larsen MW, Moser C, Høiby N *et al.* (2004) Ginseng modulates the immune response by induction of interleukin-12 production, APMIS, 112(6): 369-3
97. Takeda A, Katoh N, Yonezawa M (1982) Restoration of radiation injury by ginseng. III. Radioprotective effect of thermostable fraction of ginseng extract on mice, rats and guinea pigs, J Radiat Res (Tokyo) 23(2):150-67
98. Yonezawa M, Katoh N, Takeda A (1985) Restoration of radiation injury by ginseng. IV. Stimulation of recoveries in CFUs and megakaryocyte counts related to the prevention of occult blood appearance in X-irradiated mice, J Radiat Res (Tokyo) 26(4):436-42
99. Song Z, Kharazmi A, Wu H *et al.* (1998) Effects of ginseng treatment on neutrophil chemiluminescence and immunoglobulin G subclasses in a rat model of chronic Pseudomonas aeruginosa pneumonia, Clin Diagn Lab Immunol, 5(6): 882-7
100. Ro JY, Ahn YS, Kim KH (1998) Inhibitory effect of ginsenoside on the mediator release in the guinea pig lung mast cells activated by specific antigen-antibody reactions, Int J Immunopharmacol, 20(11): 625-41
101. Quan FS, Compans RW, Cho YK, Kang SM (2007) Ginseng and Salviae herbs play a role as immune activators and modulate immune responses during influenza virus infection, Vaccine 4;25(2):272-82
102. Bae EA, Shin JE, Park SH, Kim DH (2004) Inhibitory effect of ginseng polysaccharides on rotavirus, J Micriobiol Biotechnol, 14,1: 202-4
103. Kim HA, Kim S, Chang SH *et al.* (2007) Anti-arthritic effect of ginsenoside Rb1 on collagen induced arthritis in mice, Int Immunopharmacol, 7(10): 1286-91
104. Scaglione F (1990) Effets immunomodulateurs de deux extraits de Panax ginseng C. A Meyer, grugs Exptl. Clin res, 16,10: 537-42
105. Scaglione F, Cattaneo G, Alessandria M, Cogo R (1996) Efficacy and safety of the standardized ginseng extract G115 for potentiating vaccination against the influenza syndrome

and protection against the common cold, Drugs Exp Clin Res, 22(2): 65-72 (errata dans 22(6): 338)

106. Yun TK, Yun YS, Han IW (1983) Anticarcinogenic effect of long-term oral administration of red ginseng on newborn mice exposed to various chemical carcinogens, Cancer Detect Prev 6(6):515-25

107. Bespalov VG, Aleksandrov VA, Iaremenko KV *et al.* (1992) The inhibiting effect of phytoadaptogenic preparations from bioginseng, Eleutherococcus senticosus and Rhaponticum carthamoides on the development of nervous system tumors in rats induced by N-nitrosoethylurea, Vopr Onkol 38(9):1073-80

108. Bespalov VG, Alexandrov VA, Limarenko AY *et al.* (2001) Chemoprevention of mammary, cervix and nervous system carcinogenesis in animals using cultured Panax ginseng drugs and preliminary clinical trials in patients with precancerous lesions of the esophagus and endometrium, J Korean Med Sci 16 Suppl:S42-53

109. Suh SO, Kroch M, Kim NR *et al.* (2002) Effects of red ginseng upon postoperative immunity and survival in patients with stage III gastric cancer, American Journal of Chinese Medicine 30 (4): 483-94, 11: 35-49

110. Fahim MS, Fahim Z, Harman JM *et al.* (1982) Effect of Panax ginseng on testosterone level and prostate in male rats, Arch Androl, 8(4): 261-3

111. Wang W, Rayburn ER, Hang J *et al.* (2009) Anti-lung cancer effects of novel ginsenoside 25-OCH(3)-PPD, Lung Cancer 6

112. Lee YK, Im YJ, Kim YL *et al.* (2006) Increase of membrane potential by ginsenosides in prostate cancer and glioma cells, J ginseng Res, 30, 2: 70-7

113. So SH, Lee SK, Hwang EI *et al.* (2007) Journal of ginseng research, 31(4): 196-202

114. Lee MJ, Won CH, Lee SR *et al.* (2008) Oral administration of KTNG0345 prepared from red ginseng extracts reduces UVB-induced skin wrinkle formation in hairless mice, J of Ginseng Research, 32: 1-3

115. Lu ZQ, Dice JF (1985) Ginseng extract inhibits protein degradation and stimulates protein synthesis in human fibroblasts, Biochem Biophys Res Commun 16;126(1):636-40

116. Yamamoto M, Kumagai A, Yamamura Y (1977) Stimulatory effect of Panax ginseng principles on DNA and protein synthesis in rat testes, Arzneimittelforschung, 7:1404-5

117. Lee CH, Kim YE, Kim IH *et al.* (2007) Evolution on the muscular strength activity of medicinal herb hot-water extracts, Journal of the Korean society of food science and nutrition 36(6): 678-82

118. Song JY, Yi SY, J IS, Yun YS (2001) Effect of polysaccharide extracted from panax ginseng on murine hematopoiesis, J ginseng Res, 25, 2: 63-7

119. Atsushi N (2001) Effects of Red Ginseng on Osteopenia in Ovariectomized Rats, Jap J of Oriental Medicine, 52, 1: 1-8

120. Cui L, Wu T, Liu XQ *et al.* (2002) Combination of ginsenosides with low dose estrogen showed synergetic effect on ovariectomy induced osteopenia in rats, Yao Xue Xue Bao, 37(7): 501-5

121. Gong YS, Chen J, Zhang QZ, Zhang JT (2006) Effect of 17beta-oestradiol and ginsenoside on osteoporosis in ovariectomised rats, J Asian Nat Prod Res, 8(7): 649-56

122. Chan RY, Chen WF, Dong A *et al.* (2002) Estrogen-like activity of ginsenosides Rg1 derived from Panax ginseng, J Chin Endocrin metab, 87: 3691-5

123. Bae EA, Shin JE, Kim DH (2005) Metabolism of ginsenoside Re by human intestinal microflora and its estrogenic effect, Biol Pharm Bull, 28(10): 1903-8

124. Ji SM, Lee YJ (2003) Estrogen; androgen, and retinoic acid hormone activity of ginseng total aponins, J Ginseng Res, 27, 3: 93-7

125. Gray SL, Lackey BR, Tate PL *et al.* (2004) Mycotoxins in root extracts of American and Asian ginseng bind estrogen receptors alpha and beta, Exp Biol, 229, 6: 560

126. Salvati G, Genovesi G, Marcellini L *et al.* (1996) Effects of Panax Ginseng CAMeyer saponins on male fertility, Panminerva med, 38, 4: 249-54

127. Murphy LL, Cadena RS, Chávez D, Ferraro JS (1998) Effect of American ginseng (Panax quin-

quefolium) on male copulatory behavior in the rat, Physiol Behav, 64, 4: 445-50
128. Tsai SC, Chiao YC, Lu CC, Wang PS (2003) Stimulation of the secretion of luteinizing hormone by ginsenoside-Rb1 in male rats, Chin J Physiol, 46, 1: 1-7
129. Park WS, Shin DY, Kim R *et al.* (2007) Korean ginseng induces spermatogenesis in rats through the activation of cAMP-responsive element modulator (CREM), Fertil Steril, 88, 4: 1000-2
130. Choi HK, Seong DH, Rha KH (1995) Clinical efficacy of Korean red ginseng for erectile dysfunction, *Int J Impot Res,* 7(3): 181-6
131. Hong B, Ji YH, Hong JH *et al.* (2002) A double-blind crossover study evaluating the efficacy of korean red ginseng in patients with erectile dysfunction: a preliminary report, J Urol, 168(5): 2070
132. Reinold E (1990) The use of ginseng in gynecology, Natur Ganzheits Med, 4: 131-4
133. Tode T, Kikuchi Y, Hirata J *et al.* (1999) Effect of Korean red ginseng on psychological functions in patients with severe climacteric syndromes, Int J Gynaecol Obstet Dec;67(3):169-74
134. Capasso F, Gaginella T, Grandolini G, Izzo A (1990) Phytotherapy, A quick reference to herbal medicine, Springer Verlag: 220-3
135. Dai X, Zhou Y, Yu X (1999) Effect of ginseng injection in treating congestive heart failure and its influence on thyroid hormones, Zhongguo Zhong Xi Yi Jie He Za Zhi, 19(4): 209-11
136. Kimura M, Waki I, Tanaka O (1981) Pharmacological sequential trials for the fractionation of components with hypoglycemic activity in alloxan diabetic mice from ginseng radix, J Pharmacobiodyn 4(6):402-9.Links
137. Kimura M, Waki I, Chujo T *et al.* (1981) Effects of hypoglycemic components in ginseng radix on blood insulin level in alloxan diabetic mice and on insulin release from perfused rat pancreas, J Pharmacobiodyn 4(6):410-7
138. Kimura M, Suzuki J(1981) The pattern of action of blended Chinese traditional medicines to glucose tolerance curves in genetically diabetic KK-CAy mice, JPharmacobiodyn 4(12):907-15
139. Konno C, Sugiyama K, Kano M *et al.* (1984) Isolation and hypoglycaemic activity of panaxans A, B, C, D, and E, glycans of Panaxginseng roots, Planta Med, 50(5): 434-6
140. Ando T, Muraoka T, Yamasaki N, Okuda H (1980) Preparation of anti-lipolytic substance from *Panax ginseng*, Planta Med, 38(1): 18-23.
141. Yokozawa T, Kobayashi T, Oura H, Kawashima Y (1985) Hyperlipemia-improving effects of ginsenoside-Rb2 in streptozotocin-diabetic rats, Chem Pharm Bull (Tokyo) 33(9):3893-8
142. Lee WK, Kao ST, Liu IM, Cheng JT (2007) Ginsenoside Rh2 is one of the active principles of Panax ginseng root to improve insulin sensitivity in fructose-rich chow-fed rats, Horm Metab Res, (5): 347-54
143. Kim HY, Kang KS, Yamabe N *et al.* (2007) Protective effect of heat-processed American ginseng against diabetic renal damage in rats, J Agric Food Chem, 55(21): 8491-7
144. Wu Z, Luo JZ, Luo L (2007) American ginseng modulates pancreatic beta cell activities, clin Med, 25, 2: 11
145. Okuda H, Yoshida R (1980) in Proc 3rd Internat; Ginseng symposium: 75-8
146. Sotaniemi EA, Haapakoski E, Rautio A (1995) Ginseng therapy in non-insulin-dependent diabetic patients, Diabetes Care,18(10): 1373-5
147. Sakakibara K, Shibata Y, Higashi T *et al.* (1975) Effect of ginseng saponins on cholesterol metabolism. I. The level and the synthesis of serum and liver cholesterol in rats treated with ginsenosides, Chem Pharm Bull (Tokyo) 23(5):1009-16
148. Yamamoto M, Uemura T, Nakama S *et al.* (1983) Serum HDL-cholesterol-increasing and fatty liver-improving actions of Panax ginseng in high cholesterol diet-fed rats with clinical affect on hyperlipidemia in man. Am J Chin Med 11(14): 96-101
149. Chong SK, Oberholzer VG (1988) Ginsengis there a use in clinical medicine? Postgrad Med J 64(757): 841846
150. Cheah JS (1994) Ginsana G115 versus placebo in patients with non-insulin dependent diabetes. Pharmaton in-house file
151. Lee SI, Shin JG, Kim SD (2005) Effect of red ginseng-chungkukjang extracts on lipid pro-

files of serum in alcohol administrated diabetes-induced rats, J of Korean Soc Food sci Nutr, 34(9): 1362-6
152. Yokozawa T, Kobayashi T, Kawai A *et al.* (1984) Stimulation of the lipogenic pathway in ginseno-side-Rb2 treated rats, Chem Pharm Bull (Tokyo) 32(11):4490-6
153. Ohminami H, Kimura Y, Okuda H *et al.* (1981) Effects of ginseng saponins on the actions of adrenaline, ACTH and insulin on lipolysis and lipogenesis in adipose tissue Planta Med 41(4):351-8
154. Sekiya K, Okuda H, Hotta Y, Arichi S (1987) Enhancement of adipocyte differenciationof mouse 3T3-L1 fibrblasts by ginsenosides, phytotherapy res, 1, 2: 58-62
155. Yun SN, Moon SJ, Ko SK *et al.* (2004) Wild ginseng prevents the onset of high-fat diet induced hyperglycemia and obesity in ICR Mice, Arch pharm res, 27, 7: 790-6
156. Lee S, So S, Hwang E *et al.* (2008) Effect of ginseng and herbal plant mixtures on anti-obesity in obese SD rat induced by high fat diet, J Korean Soc Food Sci nutr, 37(4): 437-44
157. Saito H, Yoshida Y, Takagi K (1974) Effect of Panax ginseng root on exhaustive exercise in mice. Jpn J Pharmacol, 24(1): 119-27
158. Zhang G, Liu A, Zhou Y *et al.* (2008) Panax ginseng ginsenoside-Rg2 protects memory impairment *via* anti-apoptosis in a rat model with vascular dementia, J Ethnopharmacol, 115(3): 441-8
159. Nakagawa S, Yoshida S, Hirao Y *et al.* (1985) Cytoprotective activity of components of garlic, ginseng and ciuwjia on hepatocyte injury induced by carbon tetrachloride in vitro, Hiroshima J Med Sci 34(3):303-9
160. Zuin, M, Battezzati PM, Camisasca M et al. (1987) Effects of a preparation containing a standardized ginseng extract combined with trace elements and multivitamins against hepatotoxin-induced chronic liver disease in the elderly, J Int Med Res, 15(5): 276-81
161. Yokozawa T, Zhou JJ, Hattori M *et al.* (1994) Effects of ginseng in nephrectomized rats, Biol Pharm Bull, 17(11): 1485-9
162. López MV, Cuadrado MP, Ruiz-Poveda OM *et al.* (2007) Neuroprotective effect of individual ginsenosides on astrocytes primary culture, Biochim Biophys Acta, 1770(9): 1308-16
163. Schulz V, Hänsel R (2004) rationale Phytotherapie, Berlin, Springer
164. Bradley PR (1992) British Herbal Compendium, Vol 1, Bournemouth, British Herbal Medicine Association
165. Gommori K, Miyamoto F, Shibata Y, Higashi T, Sanada S (1976) Effect of ginseng saponins on cholesterol metabolism. II. Effect of ginsenosides on cholesterol synthesis by liver slice. Chem Pharm Bull 24:2985-2987

Il ruolo del ginseng nell'ambito delle droghe adattogene. Uso in fitoterapia occidentale

Paul Goetz

Sia riprendendo la concezione tradizionale asiatica, secondo la quale il ginseng è innanzitutto una droga ricostituente, sia leggendo i risultati delle ricerche e degli esperimenti moderni, il ginseng si comporta terapeuticamente come una droga adattogena. La fama del ginseng e il fatto stesso che il ginseng diventi un riferimento linguistico per un certo numero di droghe medicinali, dimostrano che bisogna interrogarsi su questo concetto.

La terapia adattogena è un concetto prettamente legato alla medicina e in particolare alla fitoterapia. In effetti, l'attributo adattogeno è un problema medico e può essere applicato solo alle droghe vegetali, poiché non esiste alcuna molecola che presenti tutte le attività farmacologiche e cliniche di un adattogeno. Bisogna rispondere a diverse domande: cos'è un adattogeno e quali sono le droghe che possono essere chiamate così? Prenderemo, dunque, il ginseng come la droga adattogena di riferimento.

La terapia adattogena è correlata allo stress e al bisogno del medico di dare una risposta ai pazienti che hanno sofferto, soffrono o soffriranno di stress.

"Nature is neither kind or cruel, but simply obedient to law, and, therefore, consistent", è stata la massima di W. H. Welch [1] che fu il primo nel 1897 ad esporre al Congresso di Medicina e Chirurgia il suo *Adaptation in pathological Processes* e a conferire il nome di *adaptive* al processo organico e funzionale di compensazione allo stress. Lo stress è stato definito da Selye [2] nel 1946 come una sindrome generale di adattamento, e il concetto di cura adattogena viene usato da Lazarev [3], scienziato russo, per descrivere i prodotti che aumentano la resistenza non specifica allo stress. Nel 1958, Brekhman e Dardymov [4], due medici russi, hanno affinato la definizione: "Un adattogeno deve essere inoffensivo e provocare solo disturbi minori delle funzioni fisiologiche dell'organismo. Deve avere un'azione non specifica e un effetto normalizzante indipendentemente dallo stato patologico".

Le stress definito da Selye è stato rivisitato in funzione delle conoscenze moderne di fisiologia e fisiopatologia: *è una stimolazione continua più o meno intensa dell'organismo (o di uno dei suoi sistemi) che ha tendenza a condurlo a uno stato di affaticamento o a uno stato a partire dal quale si sviluppa una patologia speci-*

fica. Alcuni Autori come Panossian vedono lo stress da un punto di vista fisiologico. Quel che interessa il fitoterapeuta è la sintomatologia medica e i trattamenti che si possono configurare.

Secondo la definizione più recente:

- *l'adattogeno è una sostanza a effetto non specifico che fa aumentare la resistenza dell'organismo allo stress;*
- *l'adattogeno ha degli effetti normalizzanti per prevenire o opporsi a disordini fisiologici indotti da un agente stressante;*
- *l'adattogeno non ha effetti nocivi, possiede effetti terapeutici diversi senza provocare uno squilibrio nel funzionamento normale dell'organismo.*

Fasi fisiologiche e cliniche

Stress: fisiopatologia

Somministrando, come medici, un adattogeno a un paziente sotto stress, ci si rende conto che lo stress non è unico e provoca differenti reazioni nell'organismo. Lo stress agisce su un organismo che reagisce a diversi livelli. Il primo stadio è l'attivazione dell'adrenalina che mette in uno stato di allerta l'organismo. Da questo momento, l'organismo risponderà con una serie di equilibri e compensazioni del suo funzionamento con lo stress al quale è sottoposto.

Adattamento allo stress

L'organismo passa da una fase di allarme a una fase in cui, in funzione della natura e dell'intensità dello stress, sviluppa l'attività dei suoi differenti settori che gli permetteranno di adattarsi all'ambiente. Metterà in funzione il suo sistema di reazione fisica (cuore, muscoli, vasi, ecc.), quello neuropsichico (allerta su tutto il circuito neurologico e psichico), quello metabolico (uso ottimale dei glucidi, dei lipidi e, a lungo termine, delle proteine), quello endocrino (attivazione della surrenale e dell'asse ipotalamo-ipofisario con attivazione del sistema nervoso vegetativo) e quello immunitario (che pone in stato di allerta le interleuchine, i leucotrieni, ecc.). Infine sarà attivata la detossificazione (eliminazione dei lattati, dei piruvati, perossidazione lipidica, attivazione del ciclo di Krebs, ecc.). Esiste un'adattabilità allo stress che permette a certi individui di compensare a lungo termine le perdite energetiche e cataboliche.

Patologia indotta da stress

La patologia indotta da stress è multiforme e dipende dal grado di stanchezza dell'organismo: prima della comparsa di una sindrome deficitaria assistiamo a tutta una sintomatologia che è quella della reazione adattogena del corpo stesso. È la sintomatologia che permette di rilevare sia lo stress che il momento che precede la vera patologia dovuta allo stress.

Nell'animale si è potuto costatare una fase di diminuzione della temperatura corporea, un aumento del peso di alcuni organi come il surrene, la milza, il timo, il fegato e una riduzione del tasso di colesterolo e di vitamina C nella ghiandola surrenalica.

Dopo la fase di adattamento fisiologico inizia la fase di affaticamento che è caratterizzata da un sintomo classico: l'astenia e l'impossibilità di avere un sonno ristoratore. Questo è il segno clinico di ingresso nella fase di affaticamento: la stanchezza (quale che sia la sua origine) non è più compensata dal riposo. In generale, questo stadio si accompagna ad insonnia, crampi, dolori aspecifici, talvolta crisi di febbre spontanee e transitorie, inappetenza, ipotensione, tachicardie parossistiche, ecc.

Lentamente si istallano altre patologie, come lo sviluppo di ulcere allo stomaco, disturbi del ritmo cardiaco, squilibri immunologici, crisi di gotta (nei soggetti a rischio), alterazione delle coronarie, modificazioni dei vasi dell'occhio, ecc. Alcuni Autori pensano che vi si trovi una probabile origine dell'attivazione delle cellule tumorali.

Se non viene intrapreso alcun rimedio con l'interruzione della fonte di stress o con il riposo forzato, la patologia si esprimerà completamente: ulcera gastroduodenale, angina, depressione, disturbi del ritmo cardiaco e problemi di pressione arteriosa sia di ipo- che di iper-tensione). A livello biologico si noterà l'induzione della sintesi delle "proteine dello stress" *(heat-shock-proteins)*.

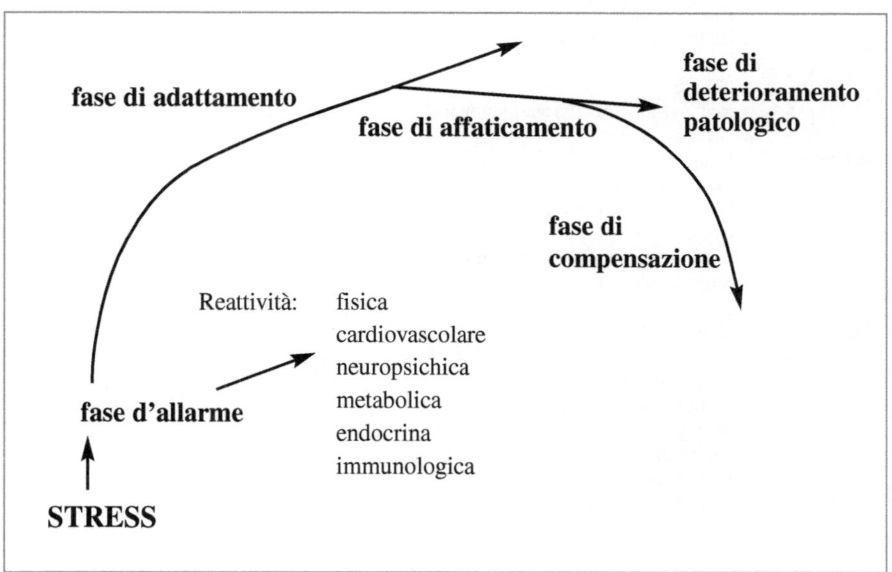

La natura degli stress

Lo stress o gli stress che conosciamo meglio sono lo stress fisico e quello psichico, ma esistono anche stress meno noti, come quello metabolico, endocrino o indotto da infezione (Tabella 11). L'organismo può essere sottoposto a uno solo di questi stress o ad alcuni di essi contemporaneamente.

Possiamo quindi semplicemente riscontrare uno stress legato a un eccesso di

Tabella 11 Diversi tipi di stress

Tipo di stress	
Fisico	Sforzo fisico intenso, lungo o ripetitivo, senza periodi di riposo o con riposo insufficiente Esposizione al freddo Esposizione al caldo Fame, sete Sforzo in carenza di ossigeno (alta montagna, cosmonauti) Carenza di sonno Lavoro giorno/notte alternati Convalescenza dopo trattamento chirurgico, chemioterapia, radioterapia, ecc.
Psichico	Sforzo intellettuale intenso Costrizione psichica Molestie morali Avvenimenti traumatici (nell'ambito familiare, economico, sociale, ecc.) Impotenza Limitazione delle capacità intellettuali (vista, udito, ecc.) Necessità d'apprendimento
Immunologico	Infezioni varie, infezioni recidive, infezioni da virus (epatite, citomegalovirus, virus di Epstein-Barr), ecc. Riduzione delle emazie e/o dei leucociti Riduzione delle difese immunitarie Cancro Reumatismo, malattie auto-immuni
Metabolico	Diabete tipo II Sindrome metabolica Denutrizione, anoressia Obesità Ipertensione arteriosa, aterosclerosi Stress ossidativo
Endocrino	Gravidanza Diabete tipo I Disturbi ginecologici Menopausa Andropausa Disturbi tiroidei Disturbi delle gonadi

sforzo fisico in un individuo che fa un lavoro pesante per molte ore al giorno e per un periodo di lunga durata. Tuttavia, questo soggetto può fare questo lavoro fisico in condizioni di obbligo (famiglia, padrone, ecc.), può essere diabetico, affetto da un infezione o avere avuto un episodio di intossicazione epatica.

Sia dal punto di vista funzionale che biologico i differenti stress sono legati e l'uno può generare l'altro. Zenker K.S. (1991) ha ben messo in evidenza le correlazioni psico-neuro-endocrino-immunologiche.

La medicina orientale, ayurvedica o cinese per esempio, conosce anche delle miscele di droghe che hanno effetti su stanchezza, *performance* psichiche e reumatismi. Così come le *arishtas* dell'India, che contengono delle droghe adattogene associate ad altre droghe e che hanno proprietà "adattogene". Anche le *rasanaya* sono delle preparazioni di tipo adattogeno. Alcune miscele possono essere un insieme di droghe non adattogene, ma che si comportano in modo tale.

Non bisogna comunque confondere le "droghe dello stress" con le "droghe adattogene". In effetti, il biancospino, riducendo il ritmo cardiaco e rinforzando il muscolo cardiaco, permette al cuore di adattarsi allo sforzo, ma non ha un effetto farmacologico di tipo adattogeno; quindi non può essere considerato adattogeno.

Una droga contenente caffeina permette la stimolazione della funzione mentale (messa in allerta), la funzione cardiaca e la diuresi. Inoltre, può dare forza all'individuo, essendo un eccitante, ma non è adattogena.

Bacopa monnieri [5], una pianta del continente indiano, ha delle proprietà tranquillizzanti e contrasta la riduzione della memoria. Ha un effetto stimolante delle funzioni mentali senza essere adattogena. *Ginkgo biloba* è una pianta che stimola le funzioni cerebrali ma non ha una vera azione adattogena [6]. Le droghe sedative (biancospino, valeriana, passiflora, ecc.) determinando un rilassamento, permettono all'organismo di adattarsi con minore angoscia a uno stress, ma non hanno effetto su altri stress.

Farmacologia delle droghe adattogene

Ciò che ha a lungo sfavorito le droghe che agiscono in questo modo è stata la mancanza di un test farmacologico unico. La panoplia farmaceutica non conosce una molecola in grado di agire allo stesso modo. Il cortisone agisce stimolando l'organismo e consente di ridurre i processi "infiammatori" di numerose malattie. Non potrà mai agire su un insieme di stress; al contrario, provoca delle alterazioni gravi se preso per lunghi periodi.

Tuttavia, si deve convenire che, per avere così tante aree di applicazione (Tabella 12), è praticamente impossibile inventare un test farmacologico che possa soddisfare tutti i criteri.

Per questo motivo bisogna cercare di stabilire i test che possono dimostrare un miglioramento in una condizione di stress noto.

Dal punto di vista dei test farmacologici, quelli di una droga adattogena potranno essere quelli che abbiamo osservato per il ginseng e che riassumiamo brevemente nella Tabella 12.

Per spingersi oltre la definizione di droga "adattogena", bisogna aggiungere un criterio supplementare. In effetti, pensiamo che non si possa parlare di droga adattogena se quest'ultima non *svolga almeno un'azione nei tre tipi di stress differenti*. È questa caratteristica supplementare che la differenzia da uno stimolante che può far anche diminuire il colesterolo o da una pianta che agisce sulla memoria e sulla vascolarizzazione periferica.

Solo recentemente è stato dimostrato che l'echinacea ha un'azione sul consumo di

Tabella 12 Valutazione dell'attività adattogena

Attività	Tipo di test positivo per il ginseng
Azione stimolante sul fisico	Azione tonificante di tipo anabolizzante: anabolomimetico (o steroideo-anabolizzante) senza effetto virilizzante • effetto stimolante del sistema reticolo endoteliale (SRE) • effetto stimolante della sintesi di DNA (midollo, testicoli) e RNA • effetto stimolante della sintesi proteica • attività inibitrice del catabolismo dell'albumina intracellulare • effetto mitogeno sulle colture cellulari di fibroblasti • effetto epiteliogeno verificato in dermatologia e cosmetologia, internamente ed esternamente • effetto proliferativo dei neuriti in presenza di *nerve growth factor* • risparmio energetico delle cellule muscolari e del cervello • riduzione del catabolismo del glicogeno (ma lipolisi e ossidazione degli acidi grassi) • riduzione dei lattati e piruvati sierici • aumento dello sforzo anaerobio • effetto di adattamento allo sforzo misurato mediante ergometria e consumo di O_2
Attività sul sistema nervoso centrale (neuropsichico)	• azione sulle sostanze energetiche delle cellule nervose centrali (con aumento dell'ossidazione del glucosio e diminuzione dei lattati e piruvati cellulari) • aumento di dopamina, GABA, NA, serotonina e AMP ciclico nella corteccia • riduzione del tasso di serotonina nel tronco cefalico • azione di limitazione della formazione di recettori dopaminergici sotto stress • azione sui peptidi oppioidi del cervello • aumento della libido • miglioramento dell'umore (in soggetti che non soffrono di depressione) • miglioramento della memoria
Attività endocrina	• aumento dei corticosteroidi sierici, per via ipotalamico-ipofisaria • attività ipofisaria • effetto androgenico

Azione metabolica	• attività ipoglicemica dei panaxani e di alcuni ginsenosidi
	• accelerazione della differenziazione delle cellule in adipociti e dell'accumulo dei lipidi nei fibroblasti
	• azione sull'acetil-CoA- carbossilasi e altri enzimi e probabilmente mediante l'intermediazione dell'ACTH con accumulo di lipidi nel fegato, tessuto epididimico e adipociti
	• azione sul colesterolo totale e LDL
	• diminuzione dei trigliceridi
	
	• attività antiossidante
	
	• azione cardiovascolare
	  – ipertensivo
	  – cardiotonico cronotropo ed inotropo (+)
	  – protettore vascolare e coronarico
	
	Protezione del fegato
	  – aumento dell'attività fagocitaria delle cellule di Kupfer (fegato e milza)
	  – attività antiepatotossica (nei casi di alcol) dovuta ai suoi acidi fenilici

(Continua→)

Tabella 12 (*Continua*)

Attività	Tipo di test positivo per il ginseng
Azione aspecifica sull'immunità	• aumento della resistenza immunitaria • aumento della produzione di anticorpi • stimolazione dei macrofagi e dell'attività macrofagica • stimolazione delle cellule *natural killer* e *natural cytotoxic cell* • aumento della produzione d'interferone • aumento della produzione del complemento sierico • aumento dell'attività fagocitaria delle cellule di Kupfer (fegato e milza) e dei macrofagi del SRE • stimolazione dell'ematopoiesi e dei trombociti • stimolazione della produzione delle immunoglobine e delle euglobine Attività antitumorale • azione protettiva e curativa (globuli rossi e bianchi, immunoglobuline, SRE) nelle chemio- e radioterapie antitumorali • azione diretta sulle cellule di alcuni tumori (probabilmente mediante un'azione glucocorticoide sulle membrane delle cellule tumorali) attraverso i suoi glicosidi triterpenici

ossigeno durante lo sforzo fisico. Quindi, ora non è più considerata tra le droghe che agiscono unicamente a livello immunitario, ma anche come cortisonomimetico.

Piante adattogene

Al fine di avere un'idea più precisa sulle piante adattogene, analizzeremo quelle che non sono "ginseng", ma che hanno delle qualità per le quali sono chiamate "ginseng".

Il ginseng siberiano, l'eleuterococco

L'eleuterococco (*Acanthopanax senticosus*), più noto nel mondo con il nome di "radice della taiga", è il ginseng della Siberia. Questa araliacea è vicina al ginseng per gli effetti che la caratterizzano, ma ne è lontana sia dal punto di vista botanico che per i suoi costituenti chimici (Tabella 13). Se il fitoterapeuta la compara al ginseng asiatico o americano, potrà dire che i suoi effetti la posizionano piuttosto come il ginseng del somatico mentre il vero ginseng è il ginseng della psiche [7].

Acanthopanax senticosus (Rupr. e Maxim ex Maxim.) Harms (anche *devil's bush*)

Araliacea, della quale si utilizzano le radici. La raccolta avviene quando queste sono più ricche di principi attivi, ovvero prima della caduta delle foglie in autunno o in primavera. Alcuni Autori russi consigliano anche le foglie. Ampiamente considerata da diversi studi sovietici (Tabella 14), questa radice della taiga avrebbe proprietà antistress, adattogene. Nota in Cina dal tempo di Pen-tsao kang-mu sotto il nome

Tabella 13 Componenti chimici dell'eleuterococco

Famiglia di principi attivi	Principi attivi
Polisaccaridi	Polisaccaridi (eterossilano) Eleuterani (glicani)
Saponine	Eleuterosidi A - G (daucosterolo, glicoside di cumarina, galattoside, siringaresinolo, ecc.) Eleuterosidi I - M (saponine derivate dall'acido oleanolico)
Acidi fenolici	Derivati dell'acido caffeico
Lignani	Sésamine
Diversi	Oli essenziali (0,8%) Acidi grassi Cere Pectine Resine

Tabella 14 Eleuterococco: proprietà farmacologiche validate

Effetti sul fisico	
	Effetto di adattamento alle radiazioni (superiore al ginseng) Adattamento al freddo Adattamento allo stress fisico con lavoro forzato e risparmio di O_2 (8) Effetto sullo sforzo aerobio (ciclo di formazione) (9) Aumento della pressione arteriosa Inibitore dell'aggregazione piastrinica (10) Resistenza del tessuto sano agli agenti antitumorali (decotto della radice)
Effetti neuropsichici	Effetto di adattamento allo stress psichico
Effetti immunologici	Effetto immunostimolante, in particolare dei linfociti Carcinostatico (Schroeter)
Effetti metabolici	Effetto ipoglicemizzante Effetto ipocolesterolemico

di *tz'u wu-chia*, viene usata in Russia e nell'Europa dell'Ovest nei casi di astenia con ipotensione arteriosa. La fitoterapia la utilizza per limitare gli effetti da stress, per prevenire le patologie virali e l'ipotensione arteriosa.

Modalità d'uso

Le indicazioni terapeutiche attuali, ammesse dai fitoterapeuti, sono le patologie accompagnate da astenia fisica, in particolare l'astenia indotta da stress, e dall'ipotensione arteriosa. È somministrato nella prevenzione e nel trattamento aspecifico delle infezioni virali e batteriche, soprattutto se accompagnate da astenia.

La Commissione E tedesca ammette che è un tonico da utilizzare nei casi di affaticamento e stanchezza, come rinvigorente della forza fisica, psichica e della concentrazione intellettuale ridotta; è complementare nei periodi di convalescenza.

Si utilizza sotto forma di estratto secco, polvere o tintura madre, raramente come tisana. La dose giornaliera raccomandata è di 2-3 g di radice o l'equivalente come estratto. L'estratto standardizzato non deve contenere meno dell'1% di eleuterosidi E. Si prepara l'estratto a partire dalla polvere con alcol a 75°, con un rapporto di 1:7.

Il dosaggio giornaliero è di 0,45 g di polvere al giorno, da 4 a 6 capsule di 50 mg di estratto secco, da 25 a 150 gocce di tintura madre, secondo l'intensità dell'astenia.

Tossicologia

La droga raccolta in primavera o in estate sembra meno efficace di quella raccolta in autunno. Per la commissione E tedesca l'eleuterococco è controindicato in uno stato di agitazione, anche se questa droga è meno eccitante del ginseng. La durata di assunzione devrebbe essere limitata a 3 mesi. Dovrebbe essere evitato dai soggetti in uno stato di tensione nervosa, mania o schizofrenia, che stanno assumendo stimolanti (caffè compreso), antipsicotici o che sono sotto trattamento ormonale. Esiste un'interazione farmacologica tra digossina ed eleuterococco. L'ipertensione arteriosa è una controindicazione (Banz, 1991; Capasso, 2002).

Aralia mandshurica e Aralia schmidtii

Sono due le araliacee siberiane: *Aralia mandshurica* Rupr. e Maxim e *Aralia schmidtii* Pojarsk. L'aralia della Manciuria è un arbusto di 3-4 m, con spine dense, a grandi foglie (dai 100 ai 120 cm di lunghezza), che si trova nelle regioni dei fiumi Amour e Oussouri e a Nord-Est della Cina (Manciuria). La sua radice, raccolta all'inizio della primavera o alla fine dell'autunno, è usata dalle popolazioni locali come diuretico, per i dolori dentari o la stomatite. È stato dimostrato che l'estratto di *Aralia mandshurica*, nel caso di occlusione coronarica, accresce la resistenza cardiaca nel caso di aritmia cardiaca, senza avere un effetto sulla necrosi [11]. Gli studi clinici mostrano che la tintura può essere utilizzata nei casi di influenza e raffreddore, per l'enuresi e gli effetti secondari della radioterapia. La tintura d'aralia, ufficialmente approvata in Russia dal 1957, è raccomandata nei casi di stanchezza fisica, stanchezza nervosa e nella convalescenza dopo una grave patologia.

Questa droga contiene delle saponine triterpeniche, chiamate araloside A, B e C, che derivano dall'acido oleanolico [12]. Contiene anche tannini, colina e un olio essenziale.

Una preparazione a base di *A. mandshurica* e di *Engelhardtia chrysolepis* (*Juglandaceae*) riduce il peso della massa grassa, il livello di perilipina (goccioline di trigliceridi) negli adipociti e il livello ematico dei trigliceridi, stimolando la lipasi ormono-sensibile nelle donne non diabetiche [13].

Dagli aralosidi di questa droga l'industria russa prepara un prodotto detto *saparal*. Questo prodotto ha un effetto antivirale e attiva la produzione di interferone. Non agisce direttamente sulla replicazione del *Virus influenzae*. Si tratta di un'attività immunologica, grazie alla quale la profilassi contro il virus dell'influenza è due volte più significativa rispetto al gruppo di controllo. Si assiste anche a un aumento del livello di interferone nel 67-75% delle persone trattate [14]. In uno studio riguardante l'associazione benzonal (analogo del fenobarbital, detossificante dell'endotossina correlata ad agenti infettivi) e saparal, le due sostanze riducono lo stato infiammatorio dell'osteomielite mascellare [15]. I bambini affetti da epatite virale reagiscono meglio al saparal rispetto alla metacina [16]. A dosi elevate può diventare tossico, ma a tale riguardo non è stato pubblicato ancora nulla.

Aralia schmidtii

A. schmidtii è una pianta erbacea non spinosa di grande taglia, perenne. La sua radice, la droga, è spessa e carnosa. Si trova nelle isole Kouriles e nell'isola Sakhaline. Contiene delle saponine triterpeniche simili agli aralosidi. Localmente gli autoctoni ultilizzano i gambi per la cura delle piaghe. La tintura dell'aralia di Schmidt è simile a quella di *A. mandshurica,* e sembra avere un effetto analettico [17].

Il ginseng delle Indie, l'*Ashwagandha*

Withania somniferum Dunal (Linn.), della famiglia delle *Solanaceae*, è chiamata "ginseng indiano", ma non fa parte della stessa famiglia botanica del *P. ginseng* e possiede dei costituenti chimici molto diversi. Questa solanacea dell'India, molto nota, ha diverse proprietà che vengono analizzate come fossero delle proprietà adattogene. La radice e le foglie contengono un gruppo interessante di più di 35 costituenti identificati (Tabella 15) [18-20].

Tabella 15 Costituenti chimici della witania

Famiglia dei costituenti chimici	
Alcaloidi	Solasodina, isopelletierina, anaferina
Lattoni steroidei	Witaferina A e witaferina D, witanolidi
Terpeni tetraciclici	Sitoindosidi VII e VIII
Diversi	Ferro

È una pianta che teoricamente non può essere portata in Francia, ma che è molto usata nel Regno Unito e largamente diffusa nel Nord America. Questa pianta, come il ginseng, sembra essere una panacea tanto sono numerose le sue proprietà farmacologiche (Tabella 16).

Uso dell'*Ashwagandha*

Nella medicina indiana, è un ingrediente di numerose ricette; in particolare, è usato per i dolori artromuscolari e come tonico. È somministrato come energetico per migliorare lo stato di salute e la longevità. Previene le malattie nei soggetti anziani e nelle donne in gravidanza. Non si segnalano effetti secondari particolari nell'uomo, ma nel topo una dose elevata provoca diarrea, perdita di peso e morte.

La dose giornaliera prevista è di 3-6 g di droga in polvere secca o sotto forma di decotto, 2 g di polvere per 150 ml di acqua, 1 h e 30 min. prima dei pasti.

Tabella 16 Proprietà farmacologiche della witania

Attività	Proprietà farmacologiche
Effetti somatici	• attività stimolante e antistress (estratto della radice) • riduzione dell'incidenza di ulcere gastriche indotte da stress
Effetti neuropsichici	• riduzione dell'immobilità da inibizione psichica indotta dallo sforzo in situazione di pericolo • inibizione dell'auto-analgesia indotta dallo stress in relazione con un incremento della bendorfina • inibizione della proliferazione dei recettori dopaminergici
Effetti immunologici	• inibizione del test di trasformazione linfoblastica (witaferina D) • effetto immunomodulatore delle witaferine A/D • inibizione della produzione di metaboliti dell'ossigeno a livello dei polinucleati attivati (sitoindoside X) • azione stimolante la fagocitosi, effetto blastogeno sui timociti e i linfociti splenici
Effetti metabolici	• riduzione dei lipidi ematici • miglioramento del bilancio ematico
Effetti diversi	• azione anti-infiammatoria del witanolide F • anti-infiammatorio, anti-artritico (foglie) (1g estratto/kg corrisponde a 10mg/kg idrocortisone), • anti-epatotossico (foglie)
Effetti endocrini	• witanolide estrogeno-simile ad attività anti-osteoporosi: diminuisce l'escrezione di Ca e P, migliora l'istologia ossea • diminuzione della deplezione di acido ascorbico della surrenale e di corticosteroidi in situazione di stress.

Le altre adattogene

Abbiamo riassunto nella Tabella 17 le proprietà delle altre principali piante che possono essere classificate come adattogene.

Altre droghe possono giocare questo ruolo, ma a livelli di intensità inferiori, come nel caso della china, del seme del fieno greco e della soia, delle bacche di olivo o di giuggiolo. Il fieno greco è la sola droga leggermente adattogena in Europa. L'olivo ha delle proprietà interessanti legate al succo della sua bacca, ma soprattutto all'olio estratto dalla bacca o dai semi.

Il maca, *Lepidium meyennii*, chiamato ginseng peruviano, presenta delle proprietà molto interessanti, soprattutto come fortificante. Tuttavia, non possiede tutti i criteri per essere caratterizzato come una pianta adattogena.

Adattogene tra Oriente ed Occidente

La notevole differenza tra la medicina orientale e quella occidentale ha contribuito a far sì che gli scienziati occidentali abbiano più o meno rifiutato l'idea che una pianta posse agire su tutto, o su ciò che lo anima, e dunque la nozione stessa di adattogeno. Il medico occidentale cerca di trattare una malattia e le sue conseguenze,

Tabella 17 Altre piante/droghe adattogene

Nome della pianta/droga	Droga	Principi attivi	Usi principali
Ganoderma lucidum/ ganoderma brillante Ling zhi (Cina), Reishi (Giappone), Yeon-gji (Corea) [21-23]	Frutto	Polisaccaridi: • glicoproteine • frazioni di β-D-acidi glucanici ed eteroglucidi neutri: D-mannosio, acido D-glucuronico, D-xilosio, ecc. • Triterpeni iperossidati lanostani (acido ganoderico, ganolucidica, lucidenica, ecc.) • 7-idrossisteroli	• azione analgesica • azione anti-infiammatoria • azione cardiotonica • ipotensivo (inibizione dell'enzima di conversione) • vasodilatatore • ipolipemizzante • ipoglicemizzante • inibizione della lipolisi adipocitaria indotta dall'adrenalina • inibitore dell'aggregazione piastrinica • diuretico • antiepatotossico • azione anticolinergica • azione antiallergica • attivatore e stimolante del sistema nervoso centrale (adenosina) • azione immunostimolante (macrofagi, granulociti segmentati) • effetto miorilassante • attività antitumorale dei polisaccaridi
Azadirachta indica/ L. neem [24]	Buccia	Derivati terpenici, tetra-nortriterpeni (limonoidi) Nimbina, nimbinina, nim-bidina, ecc. Tannini Zolfo	• ipoglicemizzante, antidiabetico • Immunomodulatore • epatoprotettore • agente protettore dell'ulcera da stress • stimolante della produzione di anticorpi
Schizandrae chinensis (Thurez)/ Schizandra [25, 26]	Frutto	Olio essenziale Vitamina C Lignani: schizandrina A, B, C Schizandrolo A, B	• fortificante dell'organismo • protettore epatico • anti-infiammatorio • antitumorale
Leuzea cathamoides/ Lenzea [27]	Radice	Ecdisteroidi	• fa perdere peso • facilita lo sforzo al lavoro • effetto tonico e stimolante sessuale • effetto antidiabetico • effetto antiossidante • effetto protettivo del miocardio • protegge, sviluppa la massa muscolare • effetto pseudo-anabolizzante senza depauperazione della ghiandola surrenalica • effetto anti-ulcera • antinarcotico • antisclerotico

(*continua*→)

Tabella 17 (*continua*)

Nome della pianta droga	Droga	Principi attivi	Usi principali
Bryonia alba/ Brionia [28, 29]	Radice fresca	Cucurbitacine (triterpeni tetraciclici), strutturalmente simili ai corticosteroidi Acidi triidrossiocadeca-dienoici (THODA) formati a partire dall'acido linolenico	• aumento dell'attività fibrinolitica, effetto ipocolesterolemizzante • riduzione dei disturbi extrasistolici ventricolari, aumento della perfusione del cuore • modulazione dell'immunità delle cellule T • effetto protettivo contro le irradiazioni antitumorali, limitando il ricorso alla chemioterapia
Rhodiola rosea/ Rodiola [30, 31]	Radice	Salidroside, tirosolo Alcol cinnamico, rosina, rosavina Rosavidina	• effetto ipoglicemizzante ed effetto antiipoglicemizzante dopo assunzione di insulina • effetto protettivo dall'infiammazione del salidroside • miglioramento delle capacità mentali nell'uomo con 10 mg di salidroside • miglioramento del 50% dei tests di errore • miglioramento della memoria e dell'apprendimento con un estratto alcolico totale • miglioramento delle capacità fisiche per os e sottocutanea • miglioramento delle performances fisiche (salidroside)
Pfaffia paniculata [32, 33]/ Suma o ginseng brasiliano Il suo nome deriva dal fatto che si pensi abbia un'azione sull'impotenza maschile	Radice	Beta-ecdisone, nortriterpeni Saponine Acide pfaffico Sitosterolo, stigmasterolo Ferro Vitamine A, B1, B2, E, K	• anabolizzante, tonificante • analgesico • antiinfiammatorio • antimutagenico • afrodisiaco • estrogenico • ipocolesterolemizzante – immunostimolante • sedativo
Ocimum sanctum/ *Tulsi/ basilico sacro* [35, 36]	Erba	Olio essenziale (eugenolo, metilcavicolo, alfa- e beta-bisabolene) Flavonoidi (luteolina e apigenina) (orientina C-glicoside e molludistina), acido ursolico	• effetto antiulcera gastrica, e protezione contro il CCl4 • aumento della resistenza allo sforzo (test del nuoto), senza aumento del carico delle ghiandole surrenali e senza riduzione del livello surrenalico dell'acido ascorbico • effetto sedativo sul sistema nervoso centrale con potenziamento dell'effetto del pentobarbitale, ma contemporaneamente aumento dell'attività motrice nell'animale • effetto di riduzione dello stato di immobilità (test del *behavioral despair*) di tipo imipraminico, forse per effetto dopaminergico • effetto immunostimolante ottenuto sia con l'estratto acquoso che con l'estratto alcolico.

mentre la medicina di ispirazione cinese, per esempio, si rivolge di più verso gli effetti preventivi e verso un sistema energetico ignorato dalla medicina occidentale. Il giudizio nei riguardi del ginseng e dei suoi effetti si sta lentamente modificando grazie al suo successo commerciale mondiale che prova come una droga orientale funzioni nei modelli farmacologici occidentali. I giapponesi e i Sud-coreani hanno contribuito alla produzione di numerose "evidenze" farmacologiche affinché il medico occidentale, o il fitoterapeuta, comprenda come agisce il ginseng. Noi stessi abbiamo esaminato il ginseng chimicamente e farmacologicamente per tradurre nella quarta parte di questo libro ciò che il nostro coautore ci ha spiegato sul ginseng e i suoi usi nella medicina cinese.

In un articolo sul NeiShang, o malattia interna, si legge che la miscela BuzhongYiqiTang, che comprende il ginseng e la radice d'astragalo, è utilizzata per attivare o rinforzare una deficienza del Qi del PiWei (energia vitale della funzione digestiva). Il titolo dell'articolo è "Droghe per trattare la lesione interna provocata da una dieta impropria o la stanchezza" in *NeiWaiShangBianHuoLun* e *PiWeiLun* [37]. Sembra difficile anche tradurre una realtà. Bisogna inoltre capire che per cuore, stomaco, ecc. non bisogna per forza intendere gli organi che noi descriviamo con queste parole. Wang e He studiano 251 casi di angina pectoris, e trovano i sintomi relativi a un deficit del Qi del cuore, del Qi della milza, del Qi e dello Yin, un accumulo di flegma e una stasi sanguigna [38]. La stasi sanguigna dovuta a un deficit del Qi è il fattore chiave per la patogenesi dell'angina pectoris, ma la carenza del Qi con la stasi sanguigna, la carenza del Qi associata a quella dello Yin, la stasi sanguigna e il flegma, ma anche la deficienza del Qi del cuore e la stasi sanguigna, sono le associazioni sintomatiche più comuni dell'oppressione cronica. Dunque, se si osserva con attenzione la Tabella degli stress e quella degli effetti degli adattogeni, si colgono le dipendenze tra i sistemi come le comprende la medicina cinese, seppur con altre parole.

Riguardo al ginseng, Stoltz dice che "le sue proprietà fondamentali sono quelle di ricostituire l'energia originale, rinvigorire la milza, aiutare i polmoni, produrre i fluidi fisiologici e calmare lo spirito".

Bisogna trovare il legame tra il deficit del Qi e la situazione dell'organismo sotto stress? Il ginseng per un fitoterapeuta occidentale permette di attivare i differenti elementi dell'organismo che lo assume. Il deficit interviene solo al momento in cui l'organismo sotto stress ha esaurito le sue risorse. In medicina convenzionale abbiamo l'abitudine di opporci, di bloccare. In fitoterapia occidentale facciamo la stessa cosa, ma utilizziamo soprattutto la stimolazione. In medicina, grazie agli adattogeni, attiviamo le risorse dell'organismo. Ma è necessario che questo organismo abbia delle risorse. Qui vediamo i limiti di una droga adattogena e anche il suo interesse. La droga non agisce direttamente su una patologia, ma stimola i sistemi che contribuiscono a riequilibrare l'organismo malato. Non ha azione sulla malattia, ma evita che quest'ultima attivi i sistemi fisiopatologici che la provocano. L'adattogeno agisce in maniera aspecifica. È la sua debolezza, ma anche la sua forza. L'adattogeno non è nocivo, agisce senza ostacolare il sistema. Quindi, eccetto alcune terapie mediche convenzionali (e in funzione dell'una o dell'altra cura vegetale), è possibile rinforzare una terapia convenzionale con un adattogeno. Ogni organismo è in perpetuo squilibrio; ciò gli permette di non morire. L'adattogeno facilita la fluidità dello squilibrio. Noi sappiamo anche che un po' di stress è salutare. È forse questo un modo di comprendere il Qi orientale? Gli adattogeni ci aiuteranno.

Bibliografia

1. Welch WH (1901) Adaptation in Pathological Processes, Trans...185, and 1901, XXXVII, p.1
2. Selye J (1931) Le stress de la vie, le problème de l'adaptation, Les Essais, Paris – Publié par Gallimard, 1975
3. Lazarev NV (1947) 7th All-Union Congress of Physiology, Biochemistry and Pharmacology, Medgiz, Moscou, p. 579
4. Brekhman II, Dardymov IV (1969) New Substances of Plant Origin which Increase Nonspecific Resistance. Annual Review of Pharmacology, v.9.
5. Khare CP (2004) Indian Herbal Remedies. Rational Western Therapy and Other Traditional Usage, Botany. With 255 Figures, Springer-Verlag, Berlin, Heidelberg, p. 89
6. Capasso F, Gaginella T, Grandolini G, Izzo A (1990) Phytotherapy, A quick reference to herbal medicine, Springer-Verlag, p.197
7. Capasso F, Gaginella T, Grandolini G, Izzo A (1990) Phytotherapy, A quick reference to herbal medicine, Springer-Verlag, p.378
8. Asano K, Takahashi T, Miyashita M et al. (1986) Effect of Eleutherococcus senticosus extract on human physical workinc capacity, Planta Med, 175-176
9. Stephan H, Jousselin E, Questel R, Lecomte A (1984) Expérimentation de l'éleuthérocoque en athlétisme au cours d'un cycle d'entraînement à dominante aérobie, Cinésiologie, 23, 97-103
10. Yun-Choi HS, Kim JH, Lee JR (1987) Potential inhibitors of platelet aggregation from plant sources, III. J Nat Prod, 50(6), 1059-64
11. Maslov LN, Guzarova NV (2008) Cardioprotective and antiarrhythmic properties of preparations from Leuzea carthamoides, Aralia mandshurica, and Eleutherococcus senticosus, Eksp Klin Farmakol, (6), 48-54
12. Lutomski J, Gorecki P, Haasa J (1981) Immunologische Eigenschaften der Saponosidfraktion aus Aralia mandshurica, Planta Med, 42(6), 116-117
13. Abidov MT, del Rio MJ, Ramazanov TZ et al. (2006) Effects of Aralia mandshurica and Engelhardtia chrysolepis extracts on some parameters of lipid metabolism in women with nondiabetic obesity, Bull Exp Biol Med, 141(3), 343-6
14. Paramonova MS, Gagarinova VM, Rodina MA et al. (1994) The biological activity of saparal in an influenzal infection, Vopr Virusol, 39(3), 131-4
15. Azimov MI, Krakovski ME, Ashirmerov AKh (1991) The use of benzonal and saparal in the combined therapy of patients with acute inflammatory processes of the maxillofacial area, Stomatologiia (Mosk), (5), 47-9
16. Vereshchagin IA, Koliagina NT, Bobrovitskaia AI (1989) Immunity in children having had viral hepatitis A and been treated with various immunomodulators in the acute period, Vrach Delo, (3), 118-20
17. Hocking GM (1997) A dictionary of natural products: terms in the field of pharmacognosy relating to natural medicinal and pharmaceutical materials and the plants, animals, and minerals from which they are derived, Plexus Pub, p.64
18. Khare CP (2004) Indian Herbal Remedies. Rational Western Therapy and Other Traditional Usage, Botany, With 255 Figures, Springer-Verlag, Berlin, Heidelberg, p.480-483
19. Capasso F, Gaginella T, Grandolini G, Izzo A (1990) Phytotherapy, A quick reference to herbal medicine, Springer-Verlag, p.195
20. Ramawat KG (2008) Herbal Drugs: Ethnomedicine to Modern Medicine, Springer-Verlag, p.256
21. Wagner H (1999) Immunomodulatory Agents from Plants, Birkhauser Verlag AG, 340
22. Duke JA (1997) The green pharmacy: new discoveries in herbal remedies for common diseases and conditions from the world's foremost authority on healing herbs, Rodale, p.121
23. Gupta SK (2001) Pharmacology and Therapeutics in the New Millennium. Publié par Springer, 353

24. Khare CP (2004) Indian Herbal Remedies. Rational Western Therapy and Other Traditional Usage, Botany, With 255 Figures, Springer-Verlag, Berlin, Heidelberg, p.86
25. Huang KC, Williams WM (1999) The Pharmacology of Chinese Herbs: Second Edition, CRC Press, p.255
26. Capasso F, Gaginella T, Grandolini G, Izzo A (1990) Phytotherapy, A quick reference to herbal medicine, Springer Verlag, p.226
27. Baltayev UA, Dinan L, Girault JP, Lafont R (1997) 24(24(1))[Z]-dehydroamarasterone B, a phytoecdysteroid from seeds of Leuzea carthamoide, Phytochemistry, 1. 103-5
28. Miro M (1995) Cucurbitacins and their pharmacological effects, Phytotherapy research, 9. 159-168
29. Mkrtchian LN (1992) Some applied aspects of application of Loshtak in oncology, Symposium paper of the 1st Republican Conference of Traditional medicine, Erivan, 52-53
30. Capasso F, Gaginella T, Grandolini G, Izzo A (1990) Phytotherapy, A quick reference to herbal medicine. Springer-Verlag, p.220
31. Kim H (2008) in Ramawat KG (2008) Herbal Drugs: Ethnomedicine to Modern Medicine , Springer-Verlag, p.307
32. De Oliveira, F (1986) "Pfaffia paniculata (Martius) Kuntze – Brazilian ginseng." Rev. Bras. Farmacog. 1(1) 86-92
33. Lorenzi H, Abreau Matos FJ (2002) Plantas Medicinais no brasil, nativas e exoticas, Instituto Plantarum de Estados da Flora Ltda, p.45
34. Puri HS (2003) Rasayana: Ayurvedic Herbs for Longevity and Rejuvenation, CRC Press, 272
35. Wagner, H, Nörr, H, Winterhoff, H (1992) Drogen mit "Adaptogenwirkung" zur Stärkung der Widerstandskräfte, Z. Phytother, 13, No. 2, 42-54
36. Khare CP (2007) Indian Medicinal Plants: An Illustrated Dictionary, Springer-Verlag, p.445
37. Fuwa T, Tani T (2006) Crude drugs for curing internal injury (NeiShang) caused by improper diet or fatigue in "NeiWaiShangBianHuoLun" and "PiWeiLun", Yakushigaku Zasshin , 41(1), 1-8
38. Wang J, He QY (2008) Laws of syndrome element combination in stable angina pectoris: a study based on cluster analysis and corresponding-correlation analysis, Zhong Xi Yi Jie He Xue Bao, 6(7), 690-694

Illustrazioni

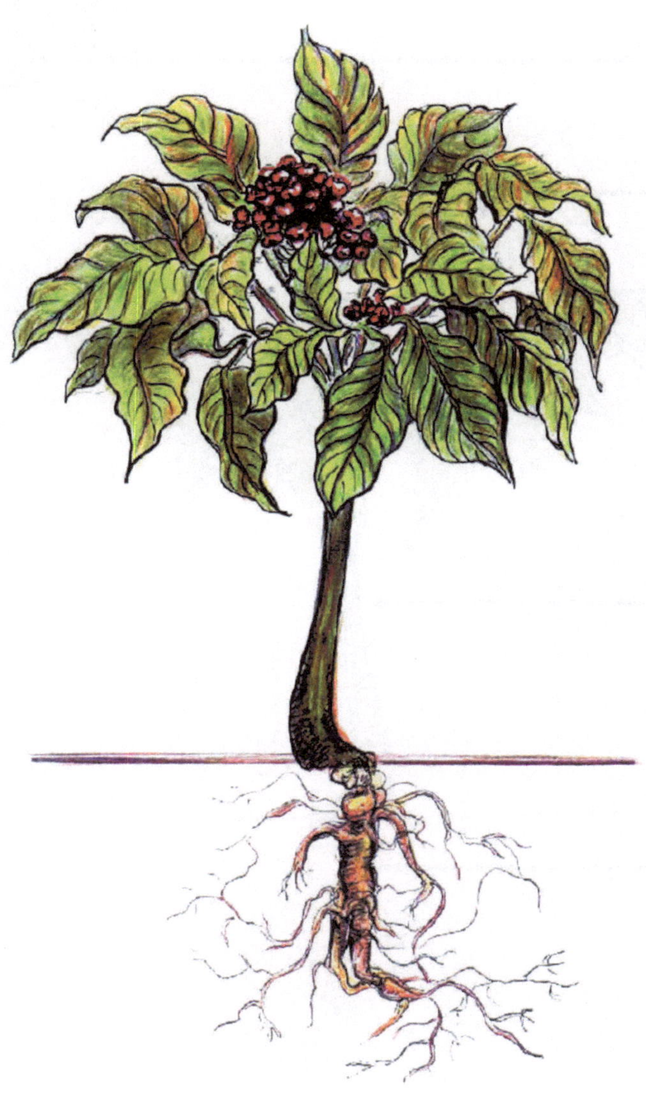

Fig. 1 Ginseng asiatico (Cina, Corea)
Panax ginseng C.A. Meyer
Araliaceae

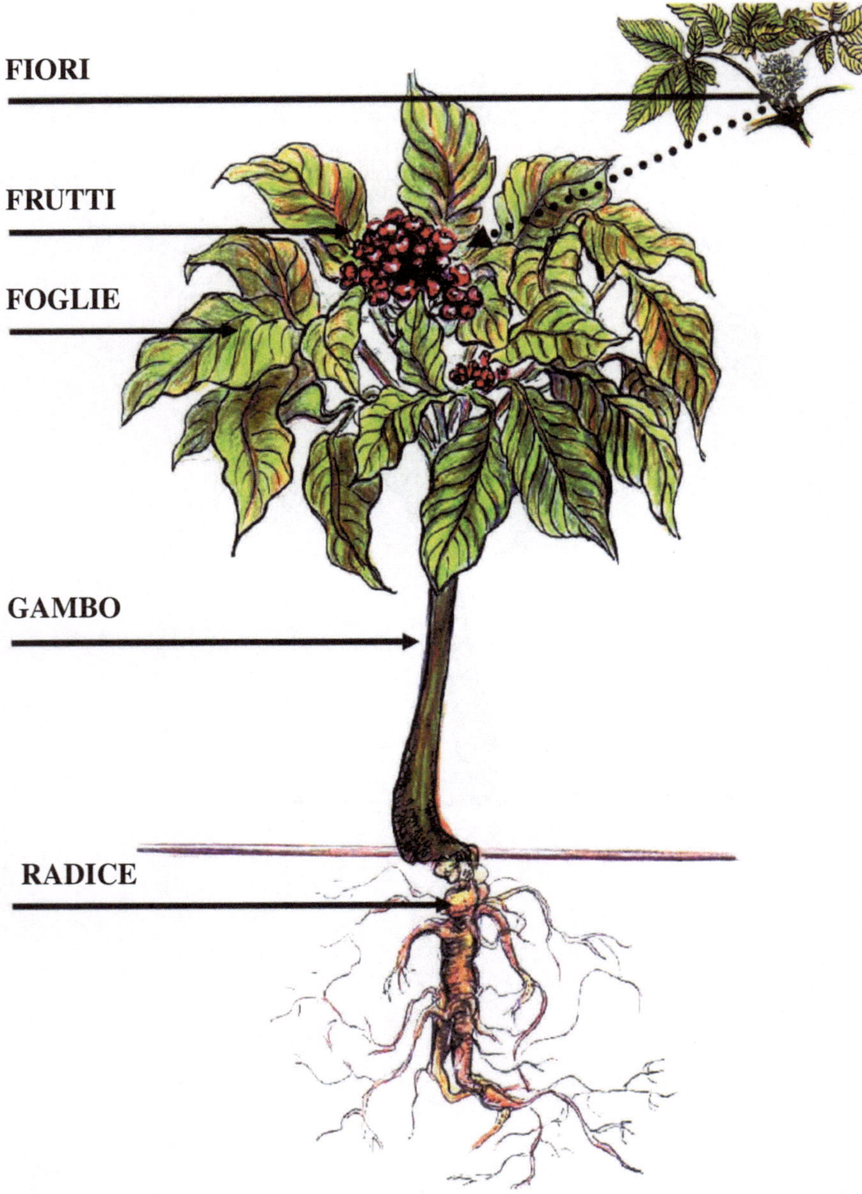

Fig. 1a Descrizione delle parti della pianta
Panax ginseng C.A. Meyer
o "ginseng asiatico" (Cina, Corea)

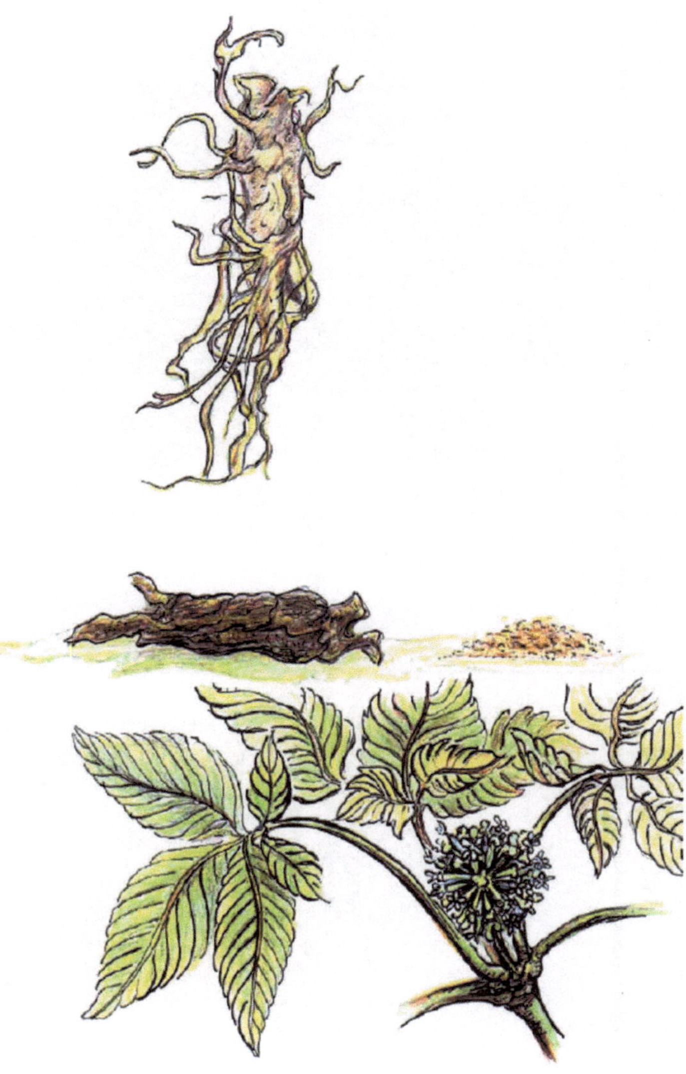

Fig. 1b *Panax ginseng* C.A. Meyer o "ginseng asiatico" (Cina, Corea)
Parti: radice fresca, secca e in polvere, foglie e fiori

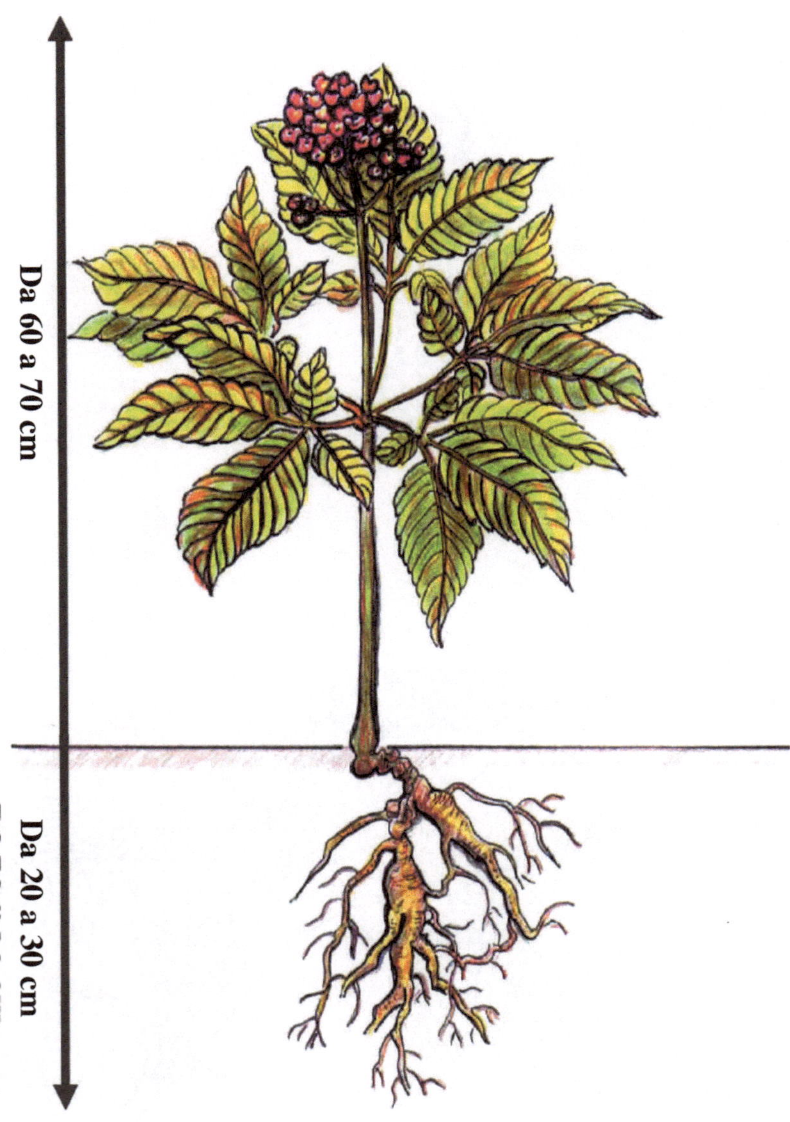

Fig. 2 - *Panax quinquefolius* L.
o "ginseng americano" (nord-americano)

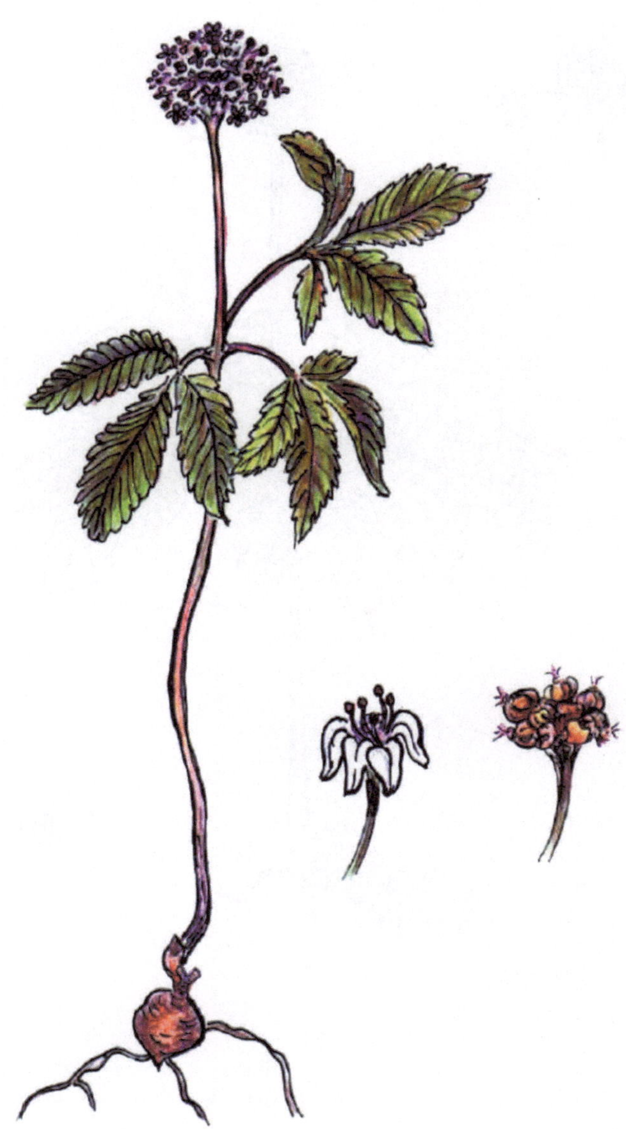

Fig. 3 *Panax trifolium* L. o *Dwarf ginseng* o "ginseng nano" (nord-americano)

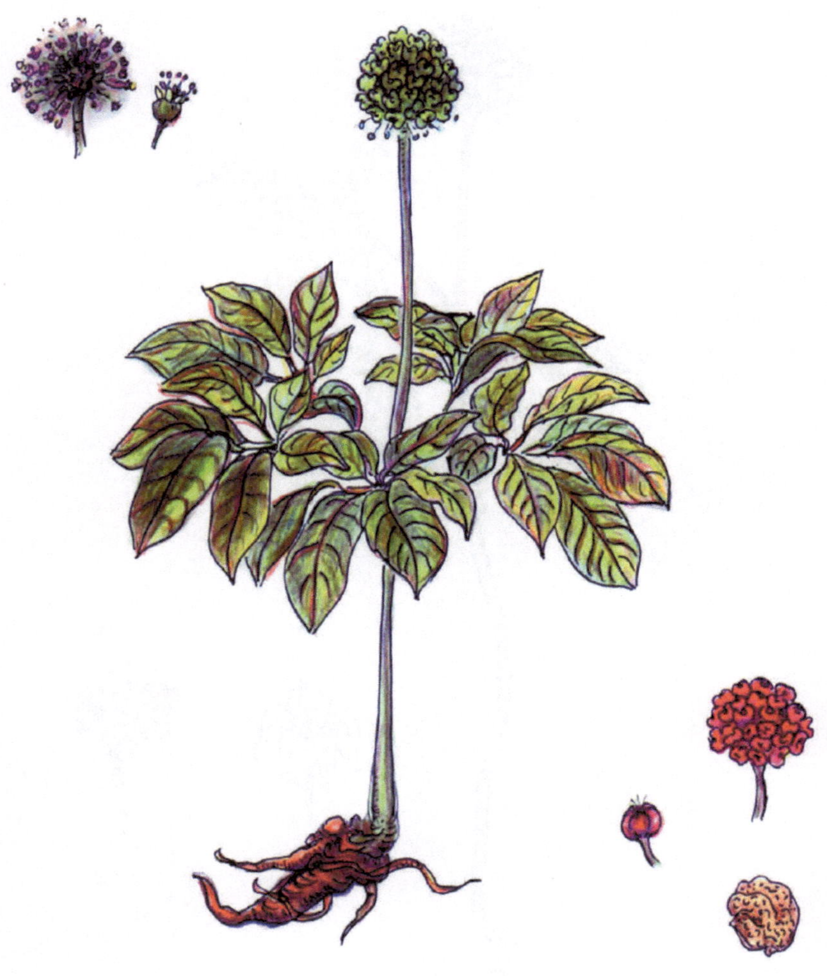

Fig. 4 *Panax pseudoginseng*
Wall o "ginseng himalaiano" (Nepal)

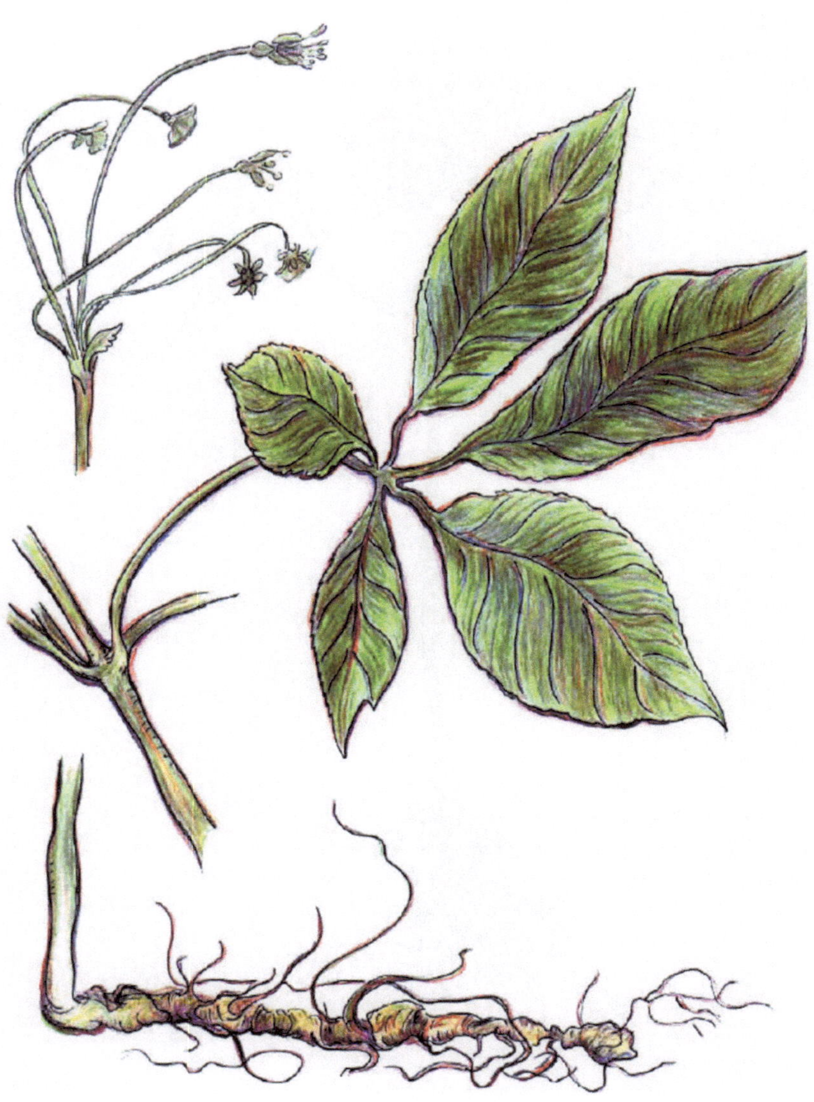

Fig. 5 *Panax japonicum* (Ness) C.A. Meyer
o "ginseng del bambù" (Giappone, Yunnan)

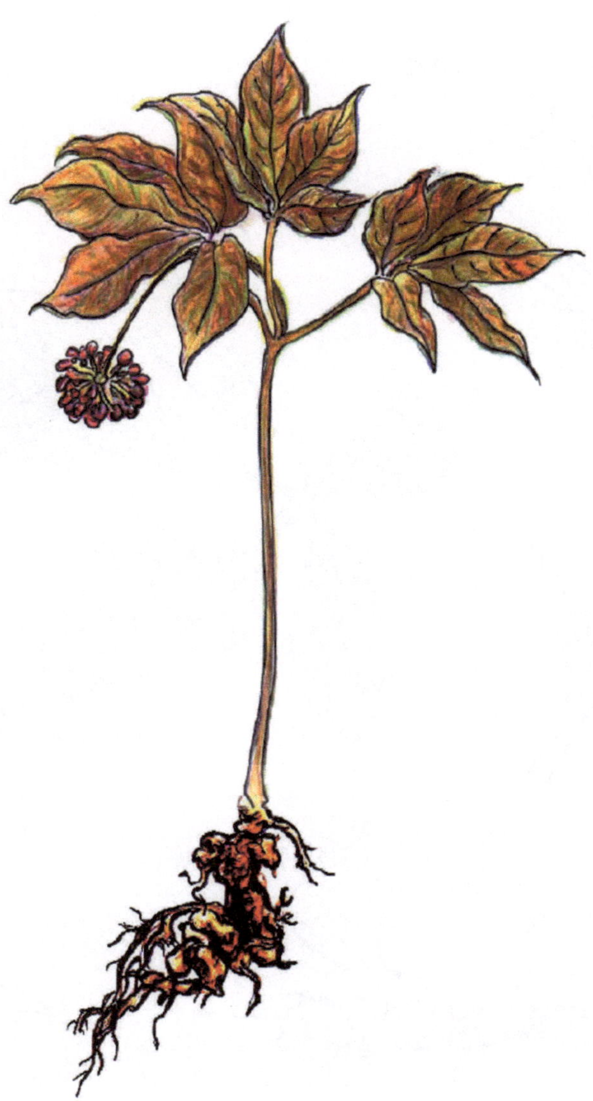

Fig. 6 *Panax vietnamensis* Ha e Grushv
o "ginseng vietnamita"

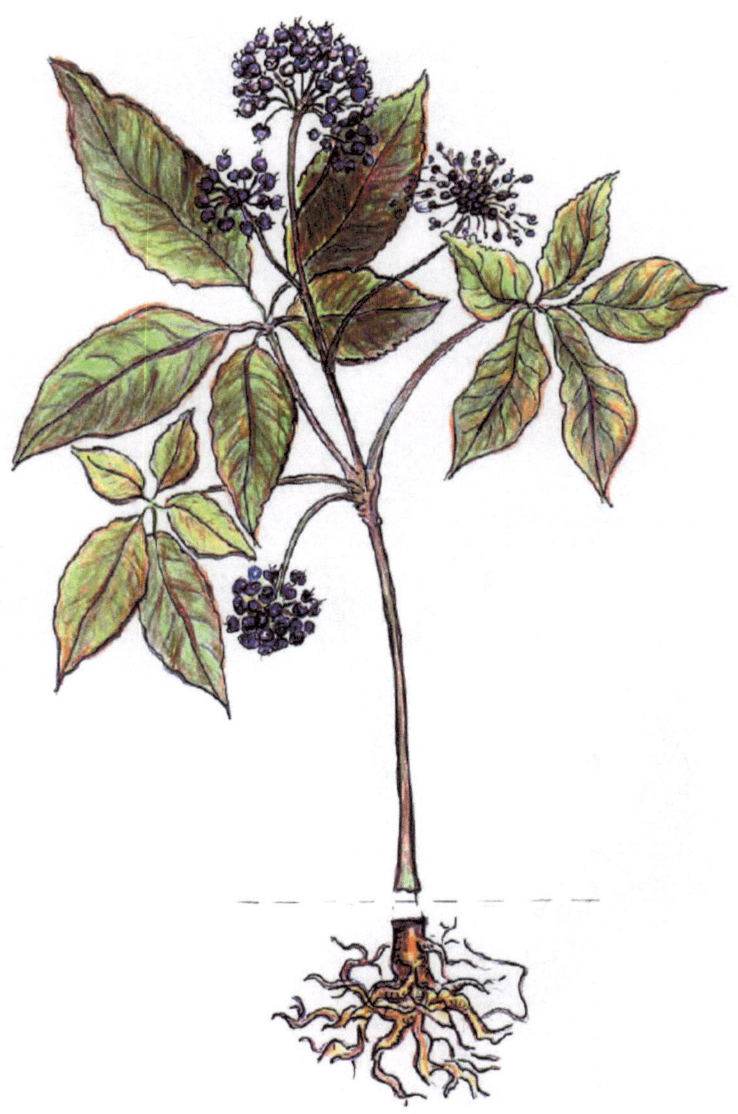

Fig. 7 "Ginseng della Siberia" (*Eleutherococcus senticosus* Maxim-eleuterococco) o *Acanthopanax senticosus* (Rupr. e Maxim.), *Araliaceae*

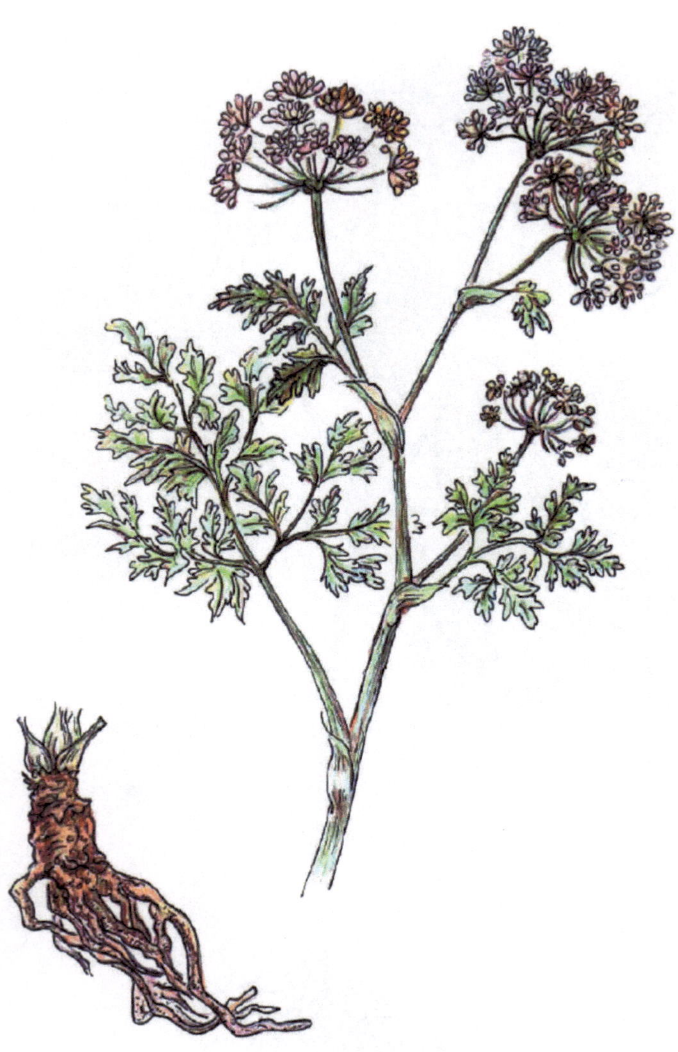

Fig. 8 "Ginseng delle donne" o Dong Quai (*Angelica sinensis* L. o angelica cinese), *Apiaceae*

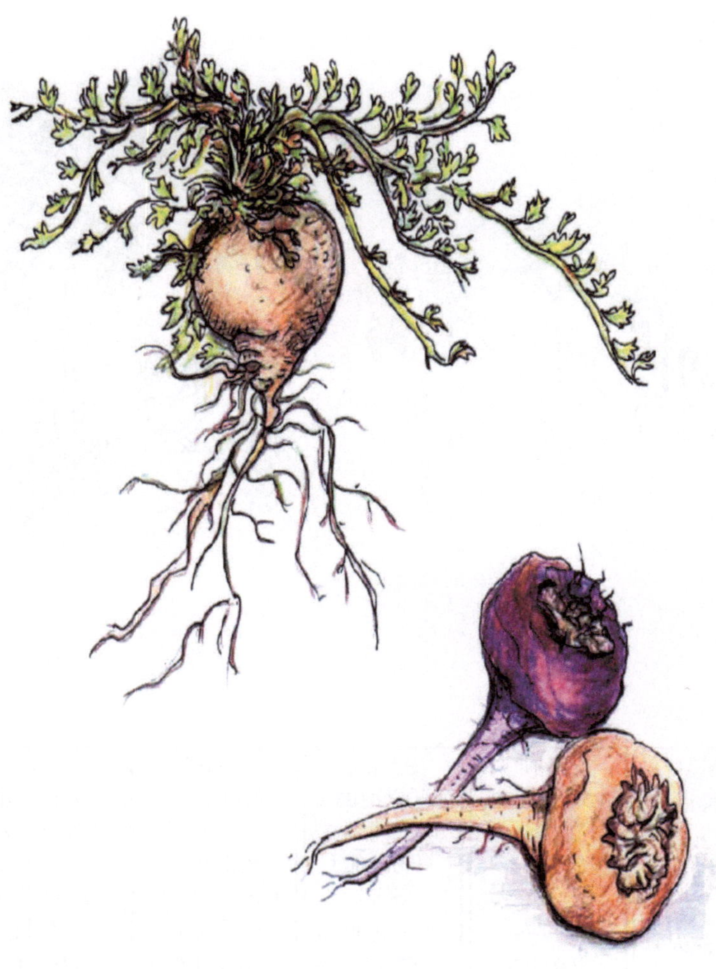

Fig. 9 "Ginseng peruviano" o maca (*Lepidium meyenii* Walp o *Lepidium peruvianum* Ch.), *Brassicaceae, ex. Cruciferae*

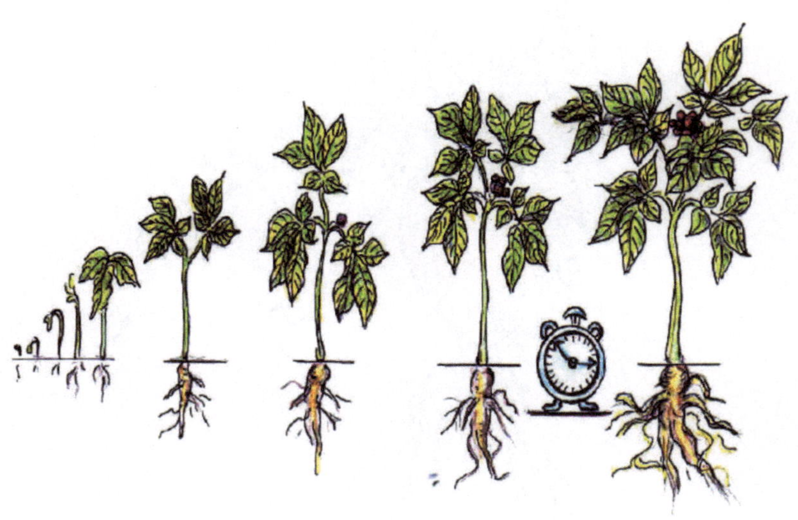

1 ANNO:	2 ANNI:	3 ANNI:	4 ANNI:	6-8 ANNI:
la dicotiledone genera una FOGLIA da tre foglioline, la pianta misura circa 10 cm di altezza	la dicotiledone genera da 1 a 2 FOGLIE da 5 foglioline, la pianta misura circa da 15 a 20 cm di altezza	3 FOGLIE da 3 a 5 foglioline, i FIORI ed i SEMI compaiono, la pianta misura circa dai 20 ai 30 cm di altezza	4 FOGLIE da 3 a 5 foglioline, presenti FIORI e SEMI, la pianta misura circa dai 20 ai 30 cm di altezza	dalle 6 alle 8 FOGLIE da 3 a 5 foglioline, presenti FIORI e SEMI, la pianta misura dai 60 ai 70 cm di altezza. Si raccolgono le RADICI in autunno

Fig. 10 Coltura e fase di crescita del *Panax ginseng*.
Morfogenesi da 0 a 7 anni, poi maturità da 6-8 anni